Rosina Sonnenschmidt

Die Saft-Therapie

Natürlich gesund

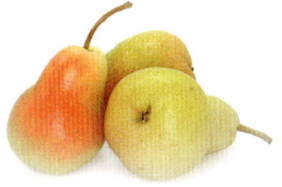

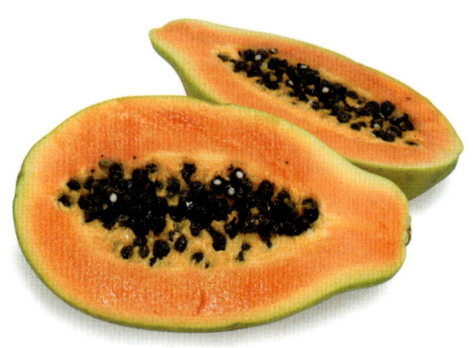

Rosina Sonnenschmidt

DIE SAFT-THERAPIE

Natürlich gesund

Neue Heilrezepte mit Rohsäften,
Smoothies und Latte macchiati

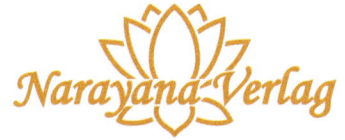

Rosina Sonnenschmidt
Die Saft-Therapie
Natürlich gesund
Neue Heilrezepte mit Rohsäften,
Smoothies und Latte macchiati

ISBN: 978-3-941706-98-9

1. Auflage 2012

© 2012 Narayana Verlag GmbH
Blumenplatz 2, 79400 Kandern, Tel.: +49 7626 974970-0
E-Mail: info@narayana-verlag.de, Homepage: www.narayana-verlag.de

Layout/Satz: Karin Jerg

Inhalt

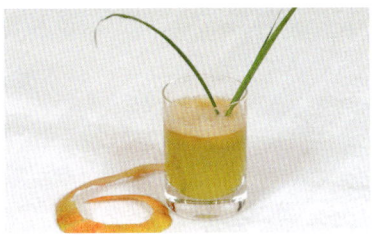

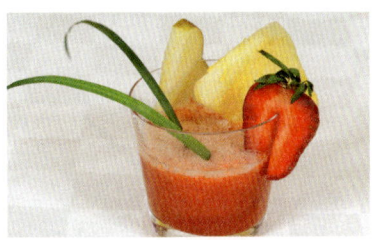

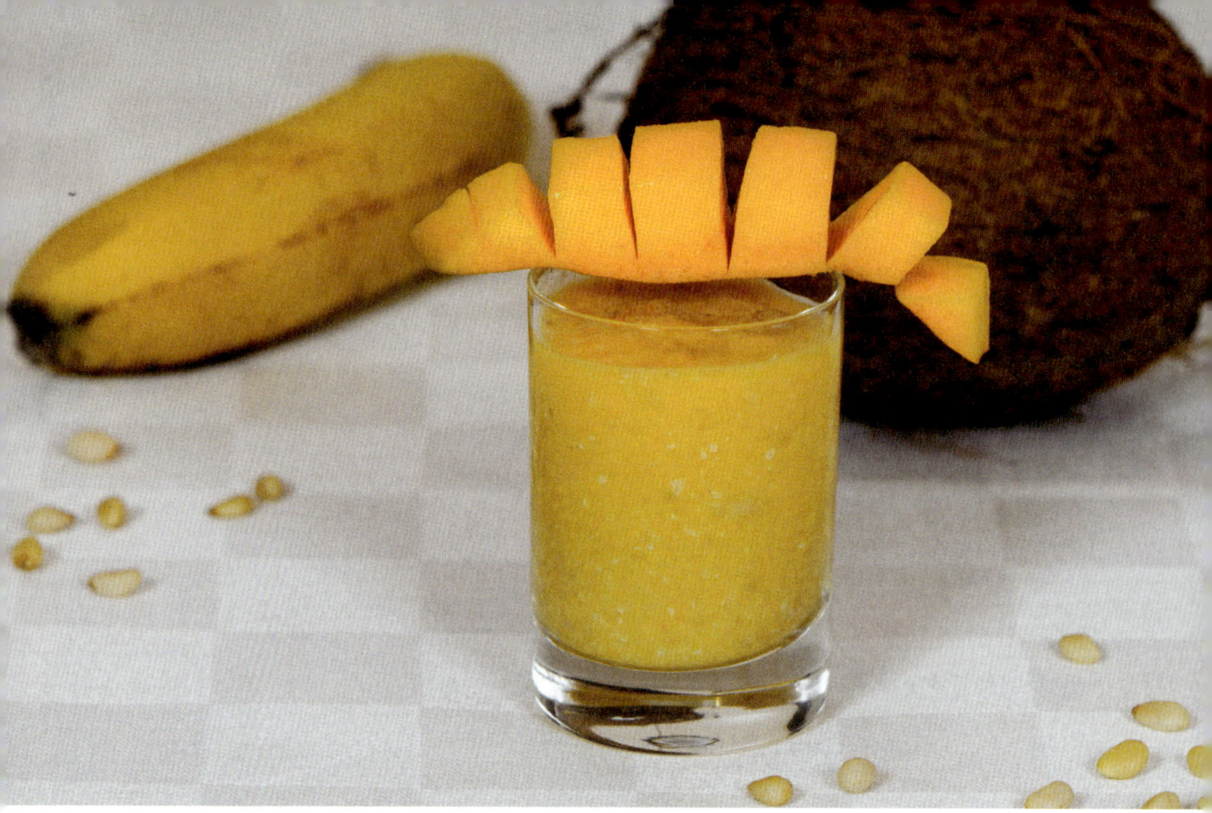

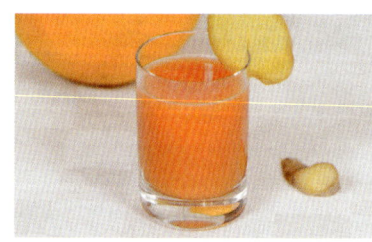

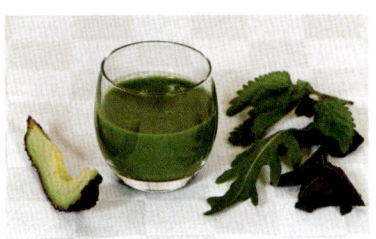

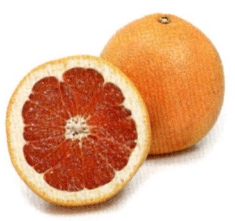

Geleitwort

Frau Dr. Rosina Sonnenschmidt ist seit Jahrzehnten regelmäßig zu Gast in Menschels Vitalresort an der mittleren Nahe. Wenn sie zu uns nach Meddersheim kommt, um Abstand von ihrer täglichen Arbeit zu gewinnen, fastet sie meist mit frischen Obst-, Gemüse- und Kräutersäften. Frau Dr. Sonnenschmidt kennt die Ernährungsphilosophie unseres Hauses sehr gut und schätzt sie. Deshalb habe ich gerne die Aufgabe übernommen, das Geleitwort zu ihrem Buch „Saft-Therapie" zu schreiben.

Menschels-Vitalresort feiert 2013 sein 85-jähriges Bestehen und blickt auf eine Familientradition zurück, die sich seit drei Generationen der Gesundheit widmet. Das Heilfasten nach Buchinger, medizinisch betreut, gehörte von Anfang an dazu und lenkte unser Augenmerk früh auf frisch gepresste Säfte. Wir servieren frische Säfte aus Obst, Gemüse und Kräutern als Begleiter zum Frühstück, an heißen Sommertagen auch als Mahlzeit; bei bestimmten Indikationen kommen sie als Mineral- und Vitaminlieferanten zum Einsatz. Doch ihre größte Wirkung erzielen die Säfte beim Heilfasten nach Buchinger.

Bei der freiwilligen Nahrungsenthaltung ernährt sich der Körper aus den eigenen Depots. Es kommt zu einer tief greifenden Entschlackung und Regeneration der Gewebe und damit zu einer Verjüngung des Organismus. Säfte liefern die Vitamine, Mineralien und Spurenelemente, die der Heilfastende dazu braucht. Das Heilfasten mit Säften stärkt das Immunsystem, reguliert den Stoffwechsel, baut ab, was im Körper überflüssig ist, und reduziert nicht zuletzt das Gewicht.

Die konzentrierten Säfte werden schluckweise getrunken, beinahe „gekaut". So kann der Körper sie besonders gut ausnutzen und auch die Geschmacksnerven werden durch das langsame Trinken besser befriedigt. Als Bio-Hotel ist es für uns selbstverständlich, Lebensmittel aus zertifizierten Bio-Betrieben zu beziehen, erntefrisch und der Jahreszeit entsprechend. Diese Lebensmittel sind das Ausgangsprodukt für unsere Säfte, mit denen wir seit Jahrzehnten hervorragende Erfahrungen gemacht haben.

Auch der Schweizer Arzt und Ernährungswissenschaftler Bircher-Benner empfahl frische Säfte. Sie erfüllten seinen Anspruch, dass Lebensmittel so wenig wie möglich be- und verarbeitet sein sollten. Frisch gepresste Säfte, die sofort verzehrt wurden, waren aus seiner Sicht optimal hinsichtlich Natürlichkeit und Inhaltsstoffe und entsprachen seiner Überzeugung, wonach „Leben aus Leben kommt".

Zum Thema Ernährung gibt es viele unterschiedliche Ansichten und Ratgeber, zudem machen widersprüchliche Empfehlungen dem gesundheitsbewussten Verbraucher die Entscheidungen schwer. Dennoch ist diese Vielfalt wünschenswert. Dogmatismus und Fanatismus in Ernährungsfragen sind aus unserer Sicht kontraproduktiv. Sie hemmen nicht nur den Fortschritt in der Wissenschaft und Medizin, sondern auch die persönliche Entwicklung jener Menschen, die sich für das Heilfasten und eine gesunde Ernährung interessieren. Deshalb zeigen gute Ratgeber zeitlose Prinzipien bzw. Gesetzmäßigkeiten einer gesunden

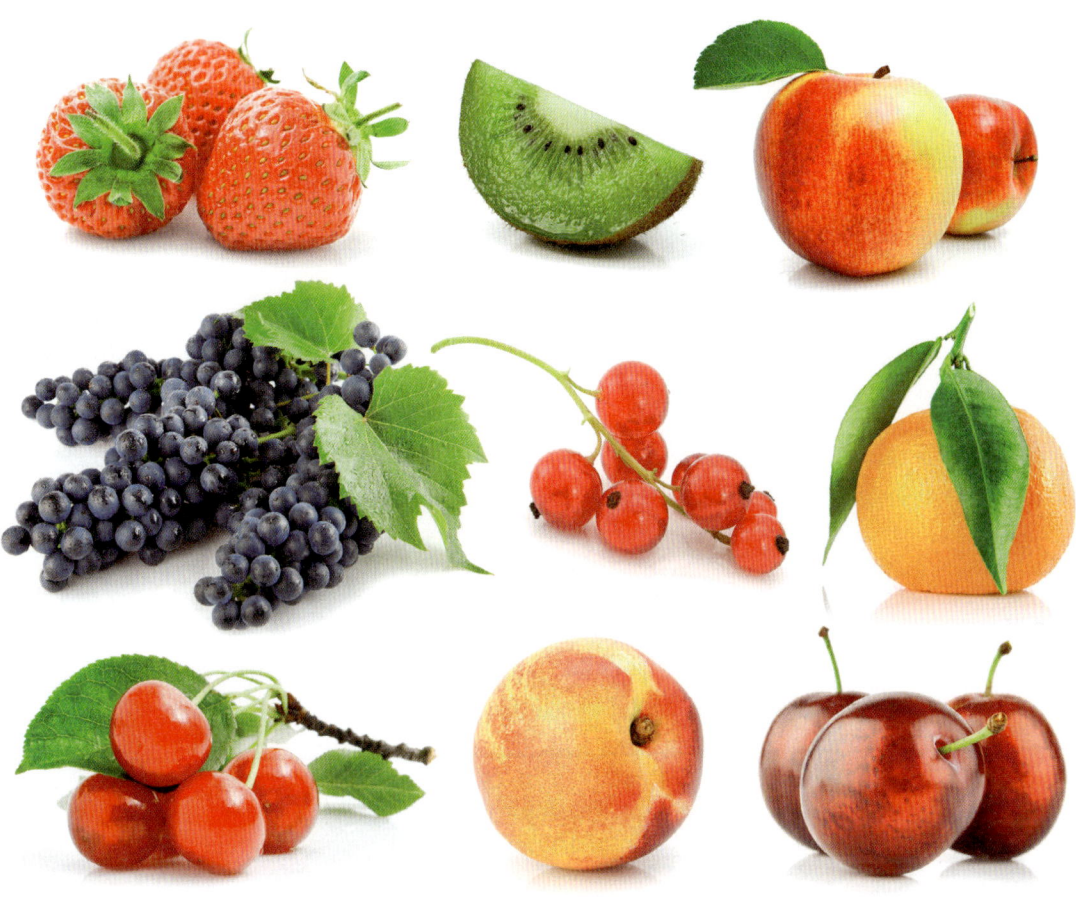

Ernährung auf und geben gleichzeitig genügend Gestaltungsfreiraum für individuelle Ernährungsvorlieben und -bedürfnisse. Das gelingt der Autorin mit diesem Buch. Sie vermittelt uns praktikable, wissenschaftlich fundierte Prinzipien einer gesund erhaltenden und gesund machenden Ernährung. Sie zeigt uns außerdem, dass Essen und Trinken heute durchaus gesund und genussvoll gleichzeitig sein können.

Frau Dr. Sonnenschmidt liefert einen Beitrag zum Thema Ernährung und Gesundheit, den ich den Lesern ans Herz legen möchte. Auf der Grundlage der langjährigen Erfahrung unserer Familie Menschel kann ich zu diesem Buch mit Überzeugung sagen: fundiert, praxisnah, vielseitig und sehr nützlich.

Meddersheim, im Juli 2012
Monika Menschel

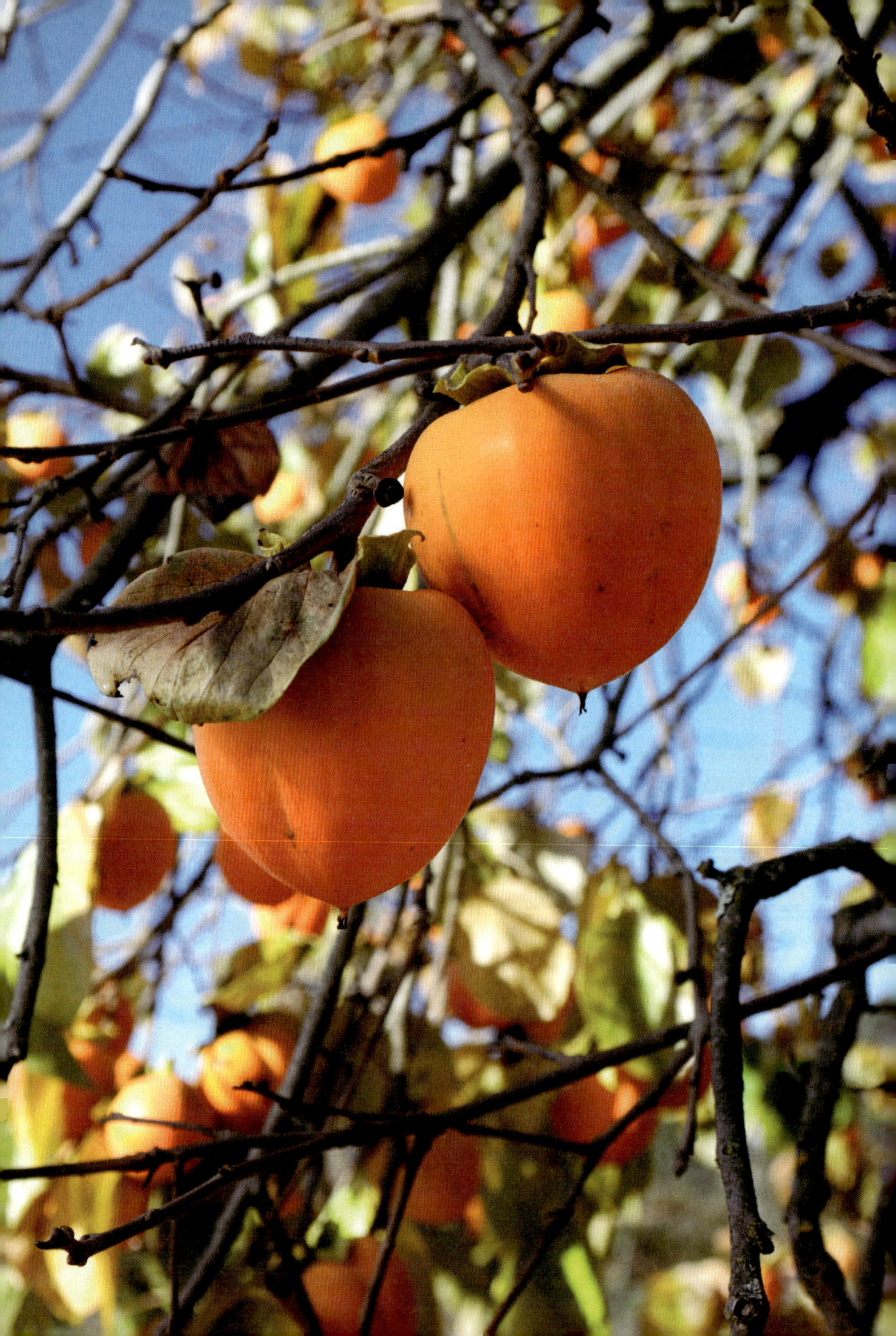

Vorwort

Angesichts der vielen Bücher, die bereits über Säfte geschrieben wurden, weiß jeder: Frisch zubereitete Säfte sind gesund. Warum nun noch ein neues Buch zum Thema Säfte? Ist nicht alles gesagt?

Ich meine nein, denn mir liegt der therapeutische Aspekt am Herzen. Davon ausgehend, dass unsere Lebensmittel die wichtigsten Heilmittel sind, haben wir jeden Tag die Wahl, uns gesund zu essen und gesund zu trinken. Je natürlicher die Nahrung belassen wird, umso heilsamer ist sie. Je mehr sie denaturiert wird, umso kränker werden Menschen, Tiere und Pflanzen. Wir Menschen haben es in der Hand, die heilsamen Schätze des Pflanzen- und Tierreichs zu nutzen. Als Therapeutin sehe ich meine Aufgabe darin, nicht nur passende Arzneien zu verordnen, sondern meinen Beitrag zu einer besseren Volksgesundheit zu leisten. Das mag vielleicht etwas anmaßend klingen. Doch angesichts der immer destruktiver und komplexer werdenden Krankheiten ist mir klar geworden, dass die Lösungen dieses kollektiven Phänomens einfach sein müssen. Kompliziertes lässt sich nicht durch Kompliziertes lösen. Darum setze ich dort an, wo Heilung am einfachsten stattfinden kann: bei der Ernährung, genauer bei Säften.

Abseits der Mode-Ernährung und Wellness nehmen Rohsäfte, Smoothies oder Latte macchiati eine exponierte Stellung sowohl in der Therapie und Kur als auch in der Vorbeugung ein. Deshalb schreibe ich dieses Buch sowohl für Laien als auch für Therapeuten. Alle Ratschläge dienen dazu, sich selbst zu heilen, wenn man krank ist, seine neu erworbene Gesundheit stabil zu halten und sich in Vorbeugung zu üben. Ich schließe mit diesem Buch eine Lücke, indem ich die Saft-Therapie in das Bewusstsein der Therapeuten einfließen lasse. Jeder weiß, dass frisch gepresste Säfte gesund sind, dass sie zudem ganz gezielt bei bestimmten Beschwerden eingesetzt werden, dass sie aber auch ein wesentlicher Teil einer ganzheitlichen Behandlung sein können, ist allerdings nur wenigen bekannt.

Mein Anspruch an die Heilkunst ist, dass wir Therapeuten nicht nur theoretisch wissen, was für andere gut ist, sondern uns selbst um einen gesunden Lebensrhythmus kümmern und auch mal kuren und uns erholen. Nichts ist einfacher und eindrucksvoller als eine Saft-Therapie, die das Gewicht, den Stoffwechsel, das Immunsystem reguliert und abbaut, was im Körper überflüssig ist und aufbaut, wo Mangel besteht.

Dazu biete ich drei Saftarten: Rohsäfte, die frisch gepresst werden, Smoothies, die im Mixer zubereitet werden und Milchschaumgetränke.

Pforzheim, im Juli 2012
Rosina Sonnenschmidt

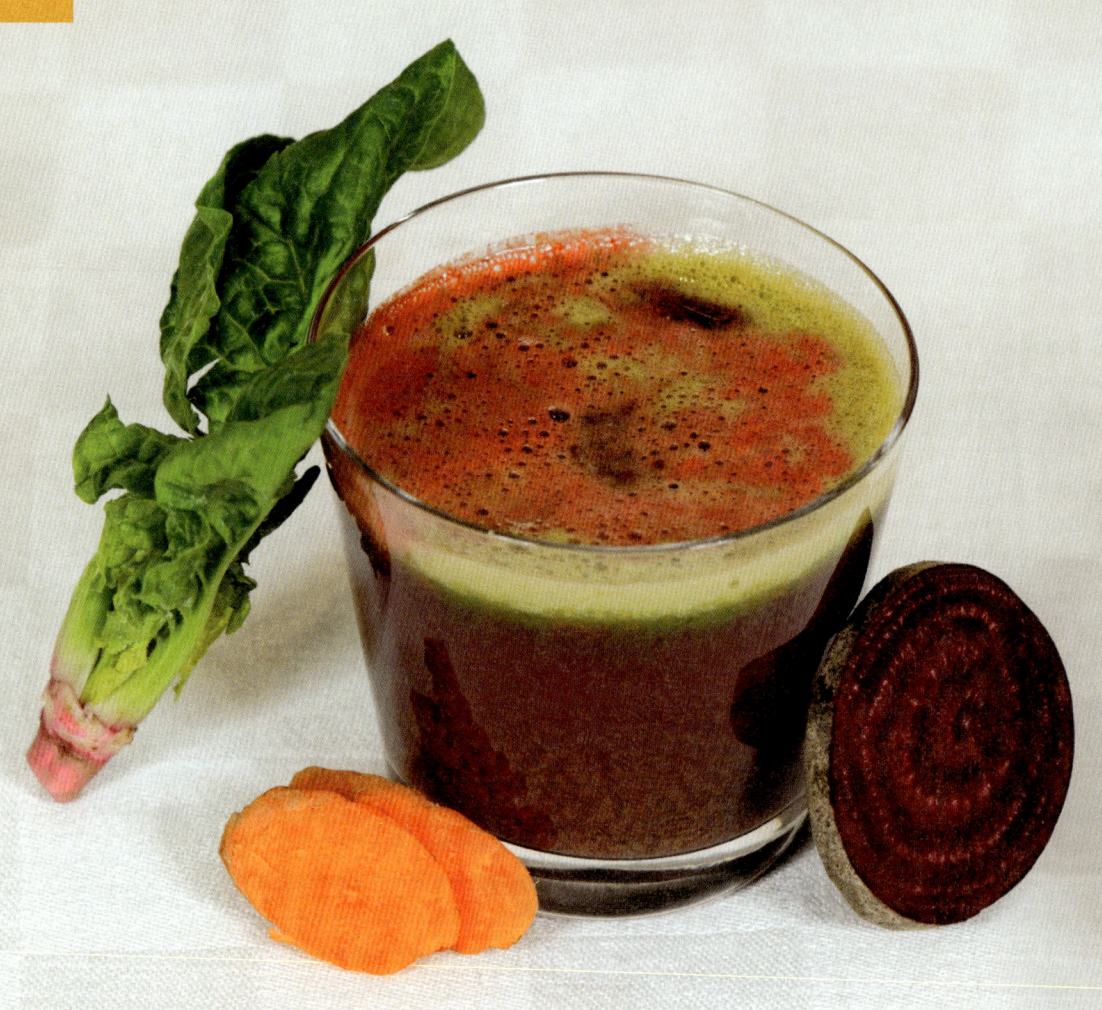

Die drei
Saftarten

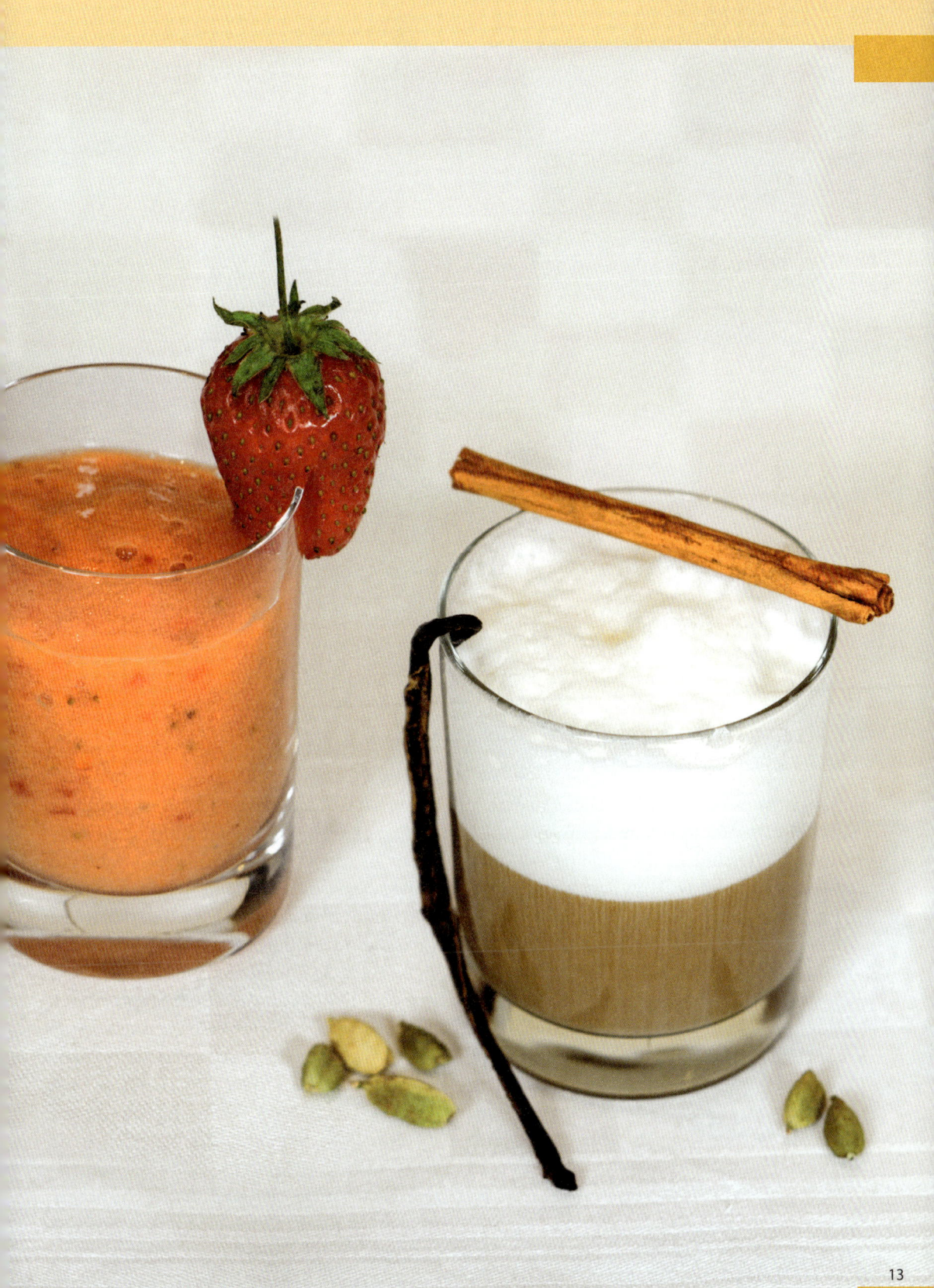

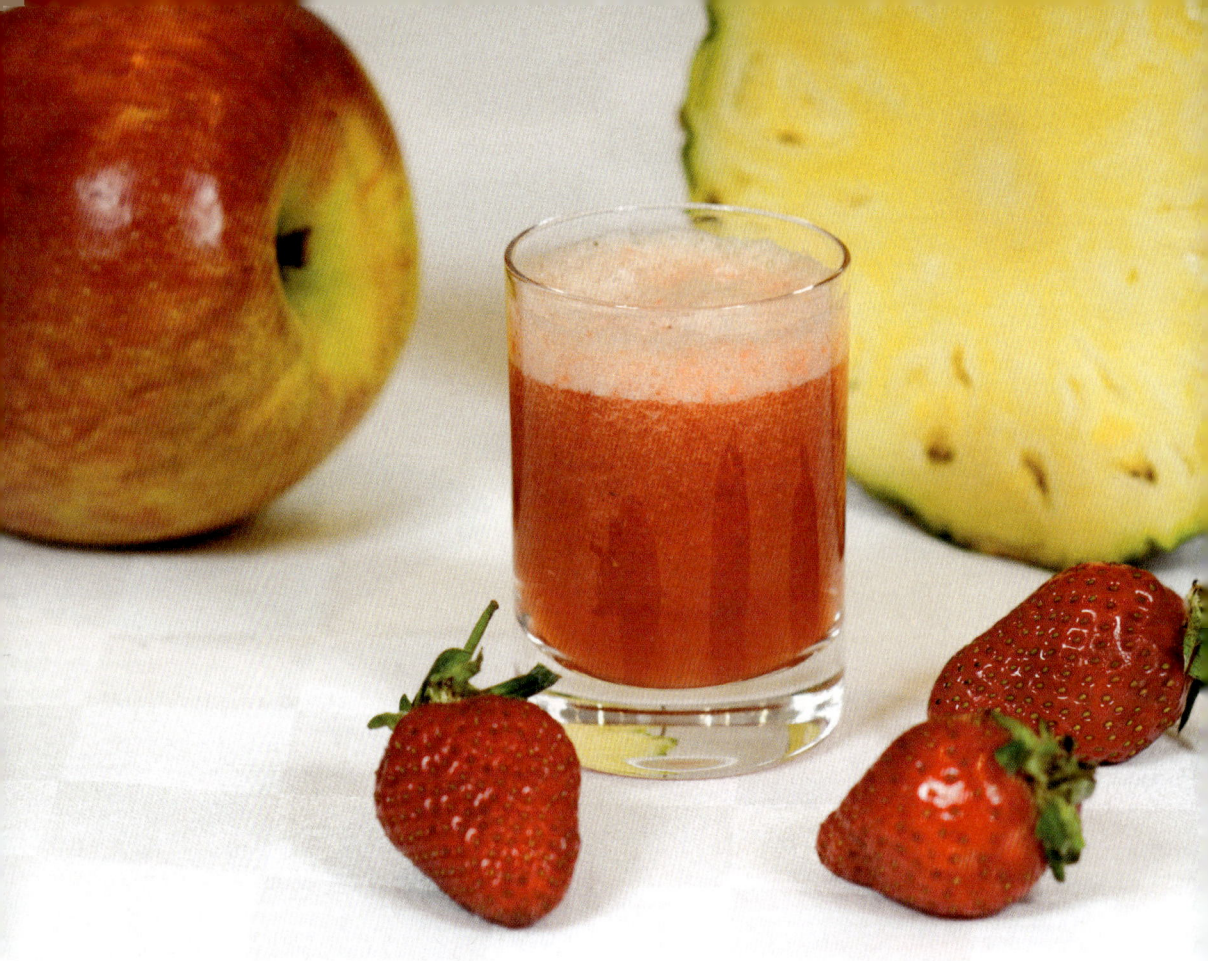

1 Rohsäfte

Im Speiseplan ernährungsbewusster Menschen sind Obst- und Gemüsesäfte selbstverständlich enthalten. Sie sind in Bio-Qualität erhältlich und dienen ohne Zweifel als Baustein einer stabilen Gesundheit.

Als Nestor der Rohsaft-Bewegung gilt Norman Walker (er wurde 99 Jahre alt, 1865–1964). Für ihn stellten stärkehaltige Lebensmittel wie Getreide und Getreideprodukte aufgrund ihrer vermeintlich „verstopfenden" Wirkung auf die Leber ein großes Gesundheitsrisiko dar, während Gemüse und Salate den Körper aufbauen und Früchte ihn reinigen. Sein Taschenbuch „Frische Frucht- und Gemüsesäfte"[1] ist nach wie vor ein Standardwerk, denn es vermittelt die Essenz der 60-jährigen Erfahrung mit Rohsäften in seinen Sanatorien. Noch während Walker Schwerkranke mit Rohsäften therapierte und er unermüdlich die amerikanische Volksgesundheit durch die Empfehlung, Rohsäfte in den Speiseplan aufzunehmen, verbessern trachtete, wurde die Saft-Idee vermarktet. Sehr zu seinem Verdruss verhallten seine Rufe und man ging zu der massenweisen Produktion von Orangensaft oder Grapefruitsaft über. Bald stand nicht mehr der frisch gepresste Saft auf dem Plan, sondern Getränke, wie wir sie heute auch kennen, hergestellt aus Obstkonzentraten, pasteurisiert und sterilisiert. Walker empfahl den amerikanischen Bürgern, mor-

1   Siehe im Literaturverzeichnis.

gens ein Glas Orangensaft zu trinken und das taten sie auch, aber eben als Konserve.

Außer den Rohsaft-Experten des 19. und frühen 20. Jahrhunderts Norman Walker und Ann Wigmore, die Rohsäfte von Obst, Gemüse und Weizengras für Schwerkranke einsetzten, sind in neuerer Zeit der Arzt Max Gerson und der Chemiker Yoshihide Hagiwara zu nennen. Beide haben sich durch ihre Forschungen und Behandlung Krebskranker besonders verdient gemacht, indem sie Rohsäfte einsetzten. Hagiwara ist die Erforschung der Gräser, besonders des Gerstengrases zu verdanken. Indem ich dieses Buch schreibe, möchte ich auch das Lebenswerk dieser herausragenden Gesundheitslehrer würdigen und fortsetzen.

1.1 Zubereitung

Bereits Bircher-Benner, auf den das Bircher-Müsli zurückgeht, sagte um 1900: „In den Frischgemüsen birgt sich eine viel zu wenig bekannte, erstaunliche Heilkraft gegen ein ganzes Heer von verbreiteten Krankheiten." Er behandelte damals in Zürich seine Patienten als einer der Ersten auch mit Rohkostsäften. Bekannt wurden diese dann erst durch den „Säftepapst" Norman Walker, der 1910 das Norwalk-Laboratorium in New York gründete, in dem er die optimale Möglichkeit entwickelte, Früchte und Gemüse so zu pressen, dass alle Nährstoffe erhalten bleiben.

Merke

- Beim Verzehr von ganzem Obst und Gemüse liegt die Verwertbarkeit der Nährstoffe oft nur bei 40 %, bei Rohkostsäften dagegen bei 100 %.

- Walker fand heraus, dass die größte Heilkraft eines Rohsaftes in den lebendigen Enzymen besteht. Diese verschwinden sofort, wenn der Saft oxidiert oder über 3° C erwärmt wird. So entwickelte er Prototypen eines Entsafters, der die Anforderungen erfüllt.

1.1.1 Auf dem Weg zur schonenden Pressung

Damit die Vitamine, Enzyme und Mineralien erhalten bleiben, müssen nach Walker die Substanzen erst zu einem Brei verarbeitet werden und anschließend der Saft ausgepresst (ausgewrungen) werden. Beim Zentrifugieren, Raspeln oder Quetschen gehen hingegen viele wertvolle Stoffe verloren, da die zu verarbeitenden Substanzen mit Sauerstoff in Berührung kommen.

Schonende Entsafter, wie sie Walker entwickelte, pressen die Früchte mit Hilfe von Walzen aus und lassen den Saft dann durch ein Sieb laufen. Im Verhältnis zu einer Zentrifuge drehen sich die Walzen (→ Abb. 1.1) langsam. Sie bestehen aus Edelstahl und nutzen daher nicht ab und werden durch Magnete eng aneinander gehalten. Das feinporige Sieb (→ Abb. 1.2) sorgt dafür, dass nur ein Minimum an festen Bestandteilen in den Saft gelangt und die Saftausbeute groß ist.

1.1.2 Entsafter

Walker entwickelte zunächst einen handbetriebenen Entsafter (→ Abb. 1.3), den ich als junge Studentin vor 40 Jahren kennenlernte, um Rohsäfte herzustellen. Das war damals noch ein Ungetüm wegen des großen Schwungrades. Bald danach konstruierte er das erste elektrische Walzengerät, bei denen Walzen (→ Abb. 1.1) langsam das Pressgut

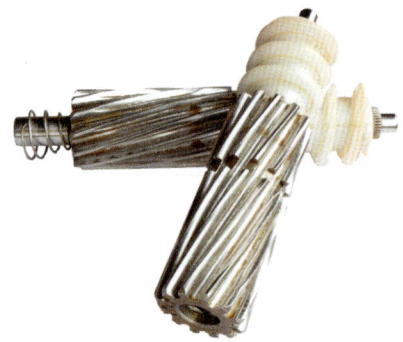

Abb. 1.1: Walzenpaar

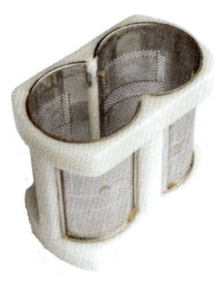

Abb. 1.2: Feinporiger Siebaufsatz

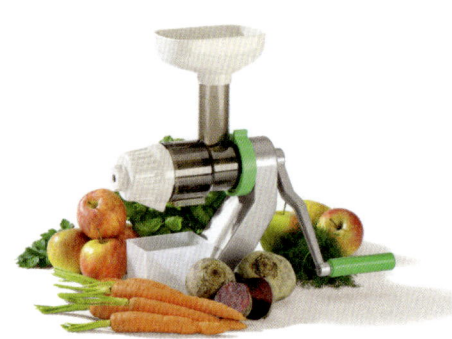

Abb. 1.3: Handbetriebener Entsafter für Obst und Gemüse

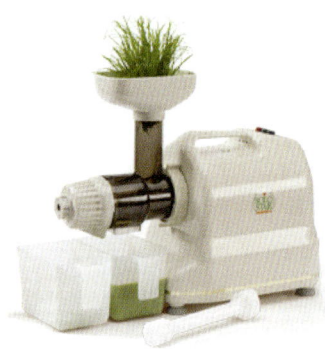

Abb. 1.4: Walzenentsafter für Gräser

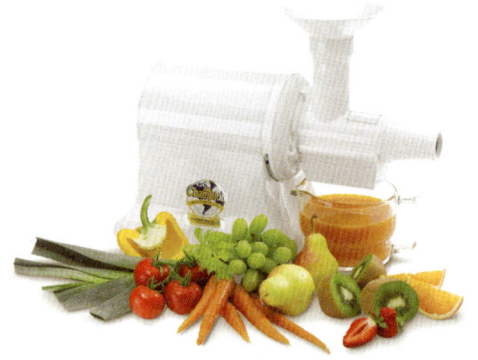

Abb. 1.5: „Champion", der einfache elektrische Allround-Walzenentsafter

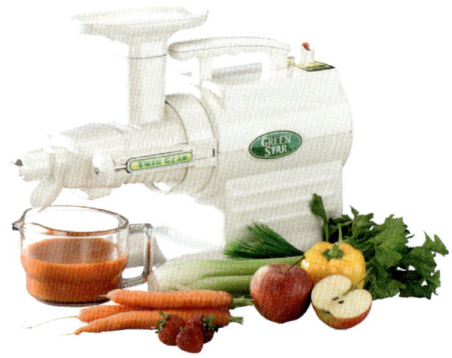

Abb. 1.6: Leistungsstarker Walzenentsafter „Greenstar"

auspressen. Als Krönung dieser Entwicklung darf man die modernen Walzenpressen bezeichnen, die sogar aus einem Grashalm einen Tropfen gewinnen (→ Abb. 1.4). Die moderne Weiterentwicklung hat uns erstklassige Entsafter beschert. Hier einige Beispiele:[2]

- Der Original Champion Juicer (→ Abb. 1.5) wird seit 1955 beinahe unverändert gebaut. Über viele Jahre galt er als besonders schonend und wurde von wichtigen Rohkost- und Ernährungsexperten empfohlen. Der bekannteste unter ihnen war der schon erwähnte Lebensreformer Norman Walker.
- Während die Walzen des Original Champion Juicers mit 11400 U/min arbeiten, zerdrückt der Green Star™-Entsafter (→ Abb. 1.6) das Entsaftungsgut zwischen zwei rotierenden, ineinandergreifenden, zahnradähnlichen Presswalzen, die mit niedriger Geschwindigkeit (110 U/min) und geringem Abstand arbeiten.

▨ 1.2 Rohsäfte als Therapiemittel oder zur Prävention

Die therapeutische Bedeutung der Rohsäfte wird erst in vollem Umfang klar, wenn man bedenkt, dass sowohl in den Sanatorien Norman Walkers als auch in denen der Weizengras-Expertin Ann Wigmore Patienten waren, die von der konventionellen Medizin als unheilbar aufgegeben wurden. Nicht alle konnten durch Walker oder Wigmore geheilt werden. Aber ein Großteil der Patienten verließ die Klinik gesund an Leib und Seele. Ich erwähne und betone das, weil in der scheinbar aussichtslosen Situation der chronisch Kranken die Rohsäfte einer ganz anderen Prüfung standhalten

---

2 Die Abbildungen 1.3–1.6 wurden freundlicherweise von der Firma Keimling zur Verfügung gestellt.

mussten als im Falle der Gesunderhaltung von jedermann. Die Rohsäfte wurden als Arznei, als Heilmittel eingesetzt. So lehre ich es heute wieder im Rahmen der Ganzheitsmedizin und betrachte es auch als Hommage an diese beiden bedeutenden Vertreter der Lebensreformbewegung.

1.2.1 Rohsäfte als Einstieg zur Ernährungsumstellung

Die Praxiserfahrung lehrt, dass für viele chronisch Kranke die Rohsäfte einen eleganten Einstieg in die Ernährungsumstellung bieten. Nicht jeder ist sofort bereit, vegetarisch zu leben oder Trennkost zu beachten. Aber die tägliche Zubereitung und Anwendung eines Rohsaftes vitalisiert den Organismus ebenso wie das Bewusstsein. Fühlt sich der Patient körperlich besser, spürt die Vitalisierung durch den optimalen Nährstoffgehalt eines Rohsaftes, ist er oder sie auch eher bereit, die übrigen Ess- und Trinkgewohnheiten zu ändern.

1.2.2 Rohsäfte als Therapiemittel

Die größten Erfolge der Saft-Therapie erlebe ich bei Menschen, die durch ihre schwere Krankheit in einen körperlichen Ausnahmezustand der Auszehrung geraten sind oder wegen Operationen an Magen und Darm empfindlich auf Nahrung reagieren. Löffeln sie ihren frisch gepressten Obst- oder Gemüsesaft, nehmen noch 1 TL Kokosöl oder Zedernkernöl oder ein anderes hochwertiges Pflanzenöl, nehmen sie täglich zu, obgleich rein kalorienmäßig das unmöglich erscheint. Das vermeintliche Wunder besteht zum einen darin, dass alle Nährstoffe vorhanden sind und verwertet werden und zum andern, dass fast keine Ballaststoffe (Zellulose) vorhanden sind und daher der Saft in 15–20 Minuten verdaut werden kann.

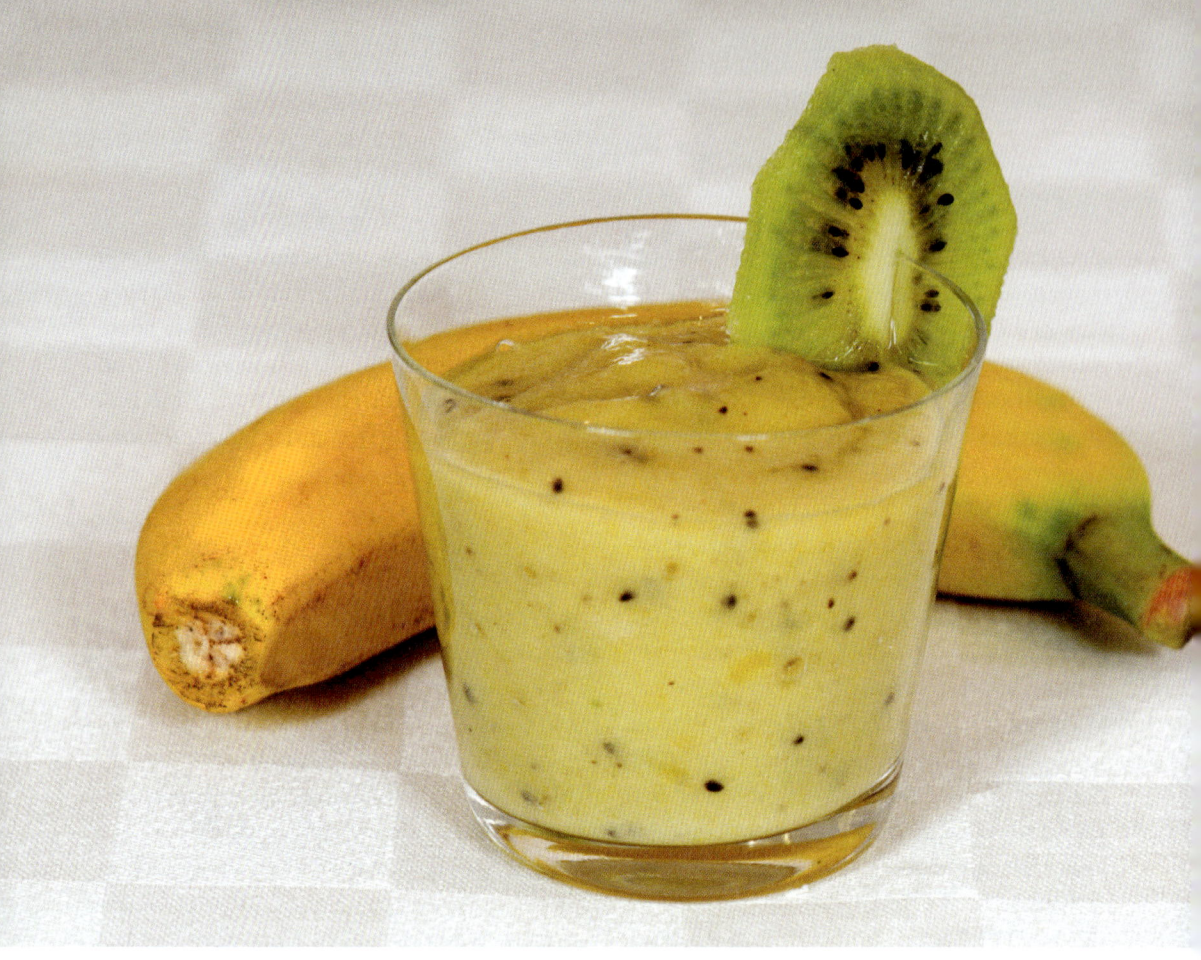

2 Smoothies

Die Smoothies („die Geschmeidigen") oder Roh-Dicksäfte haben ihren Siegeszug schon hinter sich. Vor 40 Jahren, als ich sie als therapeutisches Mittel kennenlernte, um meinen desolaten Körper aufzubauen, kannte man den amerikanischen Begriff noch nicht. Für kurze Zeit war in unserer Zeit das Modegetränk „in", dann geriet es auch wie alle Mode-Diäten wieder aus dem Blickfeld, weil viele Fans Magen- und Darmprobleme bekamen. Mit einer Mode-Diät geht halt immer auch eine Maßlosigkeit einher und darum kennt man Smoothies zwar in allen möglichen Variationen, aber kaum den gezielten therapeutischen Einsatz.

Merke

Im Gegensatz zu den Rohsäften, die ballaststoffarm sind, stehen die Ballaststoffe bei den Dicksäften im Zentrum der Heilwirkung.

2.1 Zubereitung

Um Smoothies herzustellen, benötigt man einen hochtourigen Mixer, in der Literatur auch „Blender" (→ Abb. 2.1) genannt.
Ein Mixer arbeitet wie eine Zentrifuge und zerreißt in Bruchteilen von Sekunden die innere Struktur von Obst und Gemüse. Durch die hohe

Geschwindigkeit wird aber nicht der Saft aus dem Obst und Gemüse herausgepresst, sondern es entsteht ein feines Püree, in dem Saft und feste Bestandteile enthalten sind. Die Mineralien, Vitamine, Aminosäuren, sekundären Pflanzenstoffe kurzum: Alle Nährstoffe werden ausgebreitet und durch das Verfahren in ihre Moleküle zerlegt. Allerdings bedarf es hierbei eines Zusatzes, um den „Smooth-Charakter", das geschmeidige Wesen der Dicksäfte, herzustellen. Dazu dienen entweder faserreiche Obstsorten wie Mangos, Papayas, Bananen, Pfirsiche, Nektarinen und Kiwis. Oder im Fall von „grünen Smoothies" ist die Avocado geeignet, den Dicksaft geschmeidig zu machen.

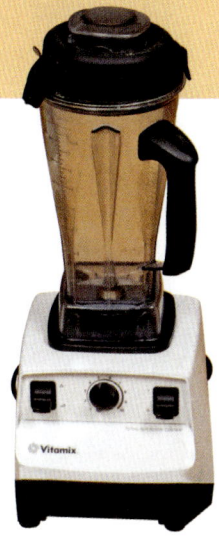

Abb. 2.1: Hochtouriger Mixer

Praxistipp

In der gängigen Literatur, vor allem in der amerikanischen, wird häufig Banane zum Zweck der Geschmacksverbesserung mit Gemüsesorten gemixt. Doch das hat sich in der Behandlung Kranker oder Rekonvaleszenter als nicht heilsam erwiesen, weil der extrem hohe Kaliumgehalt der Banane mit dem hohen Kaliumgehalt grüner Gemüse den Organismus überfordert. In der Ernährung würde auch niemand auf die Idee kommen, zum Spinatgericht Banane zu essen.

▨ 2.2 Smoothies als Therapiemittel oder zur Prävention

Die aus rohen Obst- und Gemüsefrüchten hergestellten Dicksäfte sind extrem basisch. Davon ausgehend, dass infolge der sog. Wohlstandsernährung kaum jemand über einen gesunden Säure-Basen-Haushalt verfügt, muss der Organismus zunächst auf die erhöhte Zufuhr von basischer Nahrung im Rahmen einer Entsäuerungskur vorbereitet werden. Die große Heilkraft der Dicksäfte entfaltet sich erst, wenn kleine Mengen löffelweise und gut eingespeichelt in den Körper gelangen.

In der Therapie werden Smoothies eingesetzt, wenn es um Entgiftung und Entschlackung geht. Bei Schwerkranken ist die Verdaulichkeit von Nahrung äußerst wichtig. Deshalb beginnen wir mit den Rohsäften, die fast keine Ballaststoffe enthalten. Sobald Magen und Stoffwechselorgane wieder erstarken, braucht der Körper allerdings etwas „Habhaftes", das trotzdem nicht belastet. Das ist die große Stunde der Smoothies. Sie haben genügend Ballaststoffe, die für die Verdauung und Darmtätigkeit wichtig sind. Und sie sind geschmacklich milder und lieblicher. Sie helfen Blut und Gewebe aufzubauen, entgiften und entschlacken gleichzeitig. Diese Eigenschaften sind sehr nutzbringend, wenn Patienten über längere Zeit Medikamente mit Nebenwirkungen einnehmen mussten.

Smoothies sind gut verdaulich und zugleich sättigend. Darum setzen wir sie auch bei Gewichtsreduzierung ein. Sowohl die Rohsäfte als auch die Smoothies bieten als nähstoffreiche Nahrung alle Voraussetzungen, um z.B. im Frühjahr oder Herbst präventiv den Körper zu entlasten und das Immunsystem zu stärken.

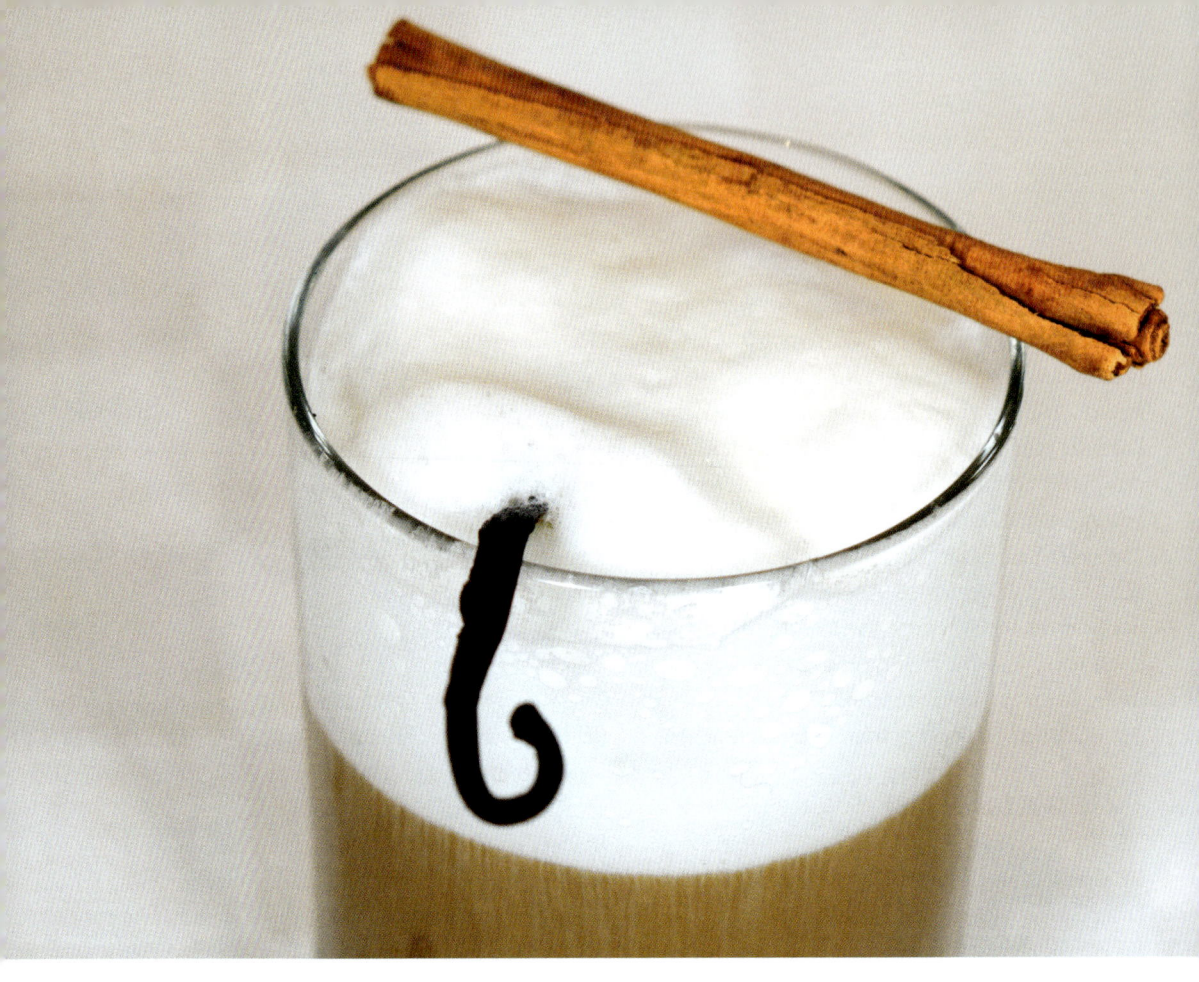

3 Milchschaumgetränke (Latte macchiati)

Latte macchiato heißt wörtlich übersetzt: „Milch befleckt", also „befleckte Milch". Die Milch wird in diesem Fall von Kaffee „befleckt". Ursprünglich war es in Italien für Kinder gedacht, ein mit viel geschäumter Milch zubereiteter Kaffee, damit sie nicht zu viel Koffein zu sich nahmen. Durch die Aufschäumung der Milch sah das Getränk nach mehr aus, als es stofflich ist. Der Latte macchiato wurde außerhalb von Italien – wie so viele einfache, wunderbare Dinge der mediterranen Küche – ein Hit und ist aus dem Angebot der Kaffeezubereitungen nicht mehr wegzudenken.

Der therapeutische Einsatz von Milchschaumgetränken ist eine Erfindung von mir. Ich nutzte die Begeisterung für das Modegetränk Latte macchiato: Rohsäfte schmecken mitunter recht herb und enthalten kein Fett. Fett ist aber für den Aufbau von Blut und Gewebe nötig. Eine Möglichkeit ist zweifellos, dem Rohsaft 1 TL Öl beizumischen. Dadurch werden die fettlöslichen Vitamine A, D, E bioverfügbar. Eine weitere Möglichkeit ist, durch Aufschäumen von Milch mehr Sauerstoff in das Getränk zu bringen, den Rohsaft geschmacklich zu verbessern und die fettlöslichen Vitamine zu nutzen. Nicht jeder verträgt Kuhmilch. Man kann ebenso gut Ziegenmilch, Schafsmilch, Sojamilch oder Mandelmilch verwenden. Milch ist sehr nahrhaft und das können wir uns sowohl für die Stabilisierung der Gesundheit als auch für die Therapie nutzbar machen.

Nicht zuletzt ist auch der Genuss ein wichtiger Faktor. Heilung und Gesundheitspflege sollen Freude bereiten. Das Auge isst mit und deshalb habe ich die Latte-macchiato-Säfte eingeführt, die selbst solche Säfte von Weißkohl, Stangensellerie oder Spinat schmackhaft machen. Durch die geschäumte Milch wird mehr Sauerstoff aufgenommen. Sie kann entweder kalt oder warm aufgeschäumt werden.

3.1 Zubereitung

Um die Milch gut aufzuschäumen, benötigt man einen Milchschäumer. Auf Abbildung 3.1 sehen Sie vorne einen kleinen Milchschäumer mit Batteriebetrieb für kalte oder warme Milch. Der Vorteil dieses handlichen Gerätes ist, dass kleine Mengen Flüssigkeit ein großes Schaumvolumen entwickeln und dadurch viel Sauerstoff im Schaum gespeichert wird. Das kleine Kannengerät ist ein elektrischer Milchschäumer, bei dem verschiedene Einstellungen entscheiden, wie stark geschäumt die erwärmte Milch sein soll. Der Vorteil dieses Geräts ist die in wenigen Sekunden warme Milch unter 50° C. Dadurch ist die Milch bzw. der Schaum sehr gut verdaulich. Die meisten Menschen mit Milchunverträglichkeit erwärmen die Milch über 60° C, bringen sie zum Simmern und Kochen; dadurch wird das Milchciweiß schwer verdaulich. Den elektrischen Schäumer kann man nur für tierische Milch verwenden (Kuh, Schaf, Ziege), den batteriebetriebenen für kalte Milch auch für Soja- oder Mandelmilch und für warme Tiermilch.

Auf Abbildung 3.2a sehen Sie die Ausgangsmenge von etwa 30 ml Milch und auf Abbildung 3.2b, wie viel Schaum daraus gewonnen wird. In den Schaum gießt man den jeweiligen Saft oder speziellen Tee.

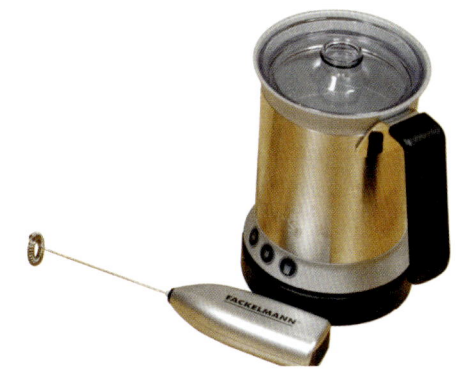

Abb. 3.1: Zwei Arten von Milchschäumern

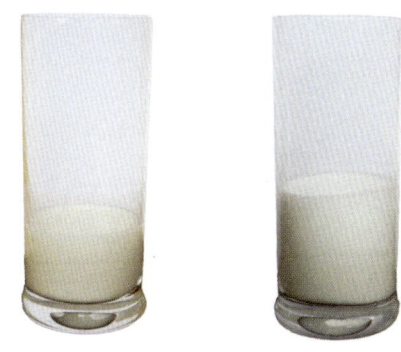

Abb. 3.2a und b: Milch flüssig und aufgeschäumt

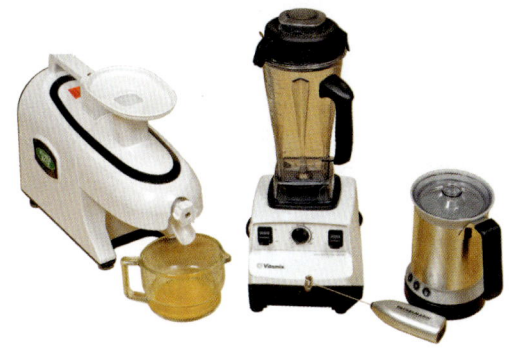

Abb. 3.3: Walzenentsafter, Mixer, Milchschäumer

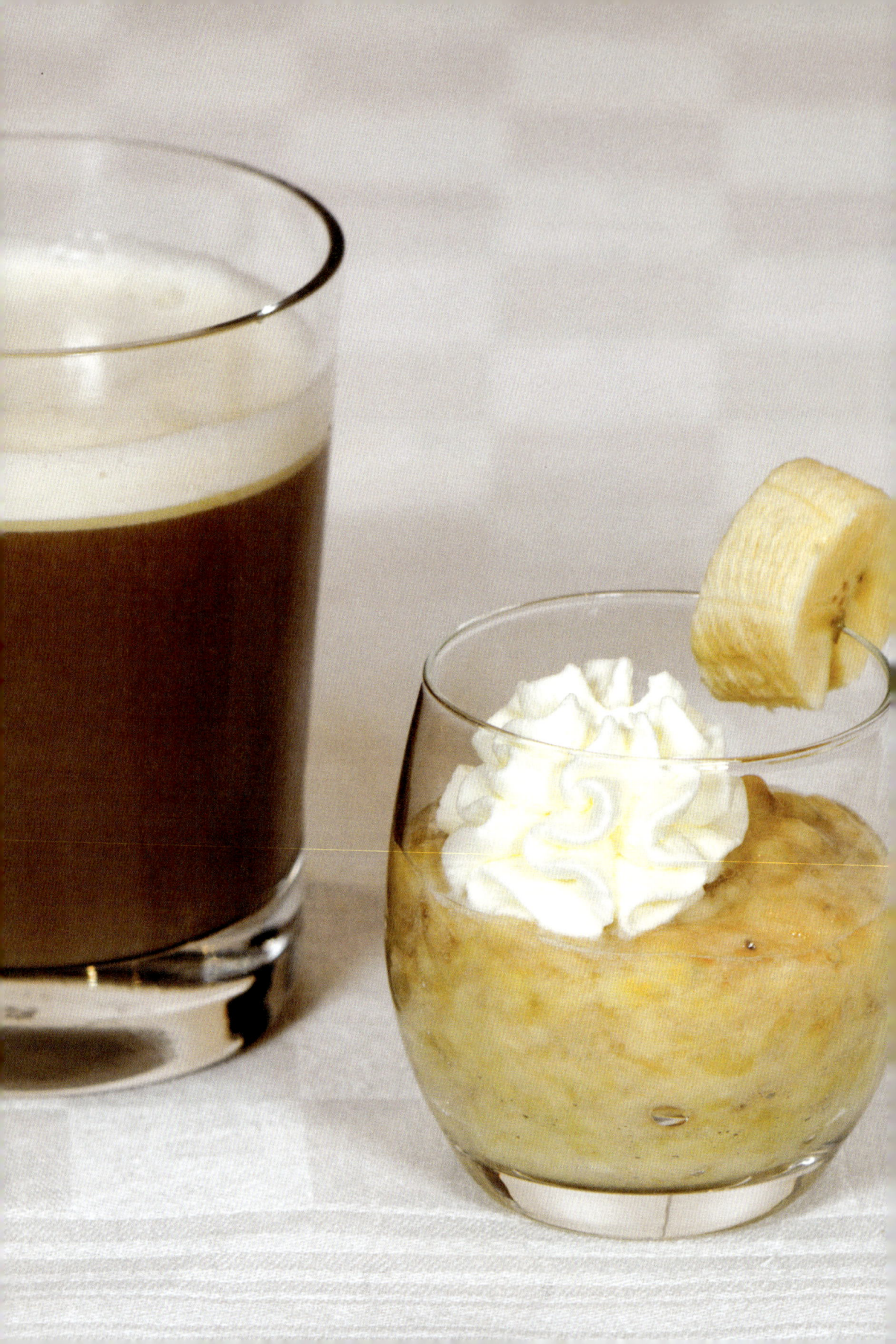

Merke

Verwendet man Soja- oder Mandelmilch, kommt nur dieser Handmilchschäumer infrage.

Die gesamte Ausrüstung zur Herstellung von Rohsaft, Dicksaft und Latte macchiato sehen Sie auf Abbildung 3.3.

3.2 Latte macchiati als Therapiemittel oder zur Prävention

Die Idee, Milchschaumgetränke therapeutisch und vorbeugend gegen Krankheiten einzusetzen kam mir, als ein Patient im fortgeschrittenen Stadium seiner Heilung sagte: „Wär' das jetzt wunderbar, mehr Genuss bei den Säften zu erleben!" Das war der Auftakt zu einer unerwarteten Begeisterungswelle bei Patienten und Kollegen, als ich Milchschaum mit Gemüsesäften kombinierte. Da Milchschaum an sich schon heilsam ist, weil er viel Sauerstoff, aber wenig Fett enthält und lieblicher als die flüssige Milch schmeckt, lag es nahe, den beliebten Latte macchiato als Ausgangspunkt zu wählen. Milchschaum mit säurearmen Säften ergibt ein sättigendes und leicht verdauliches Getränk. Es hat sich bewährt zum weiteren Aufbau von Blut und Gewebe in der Therapie, zur Immunstärkung im Frühjahr und Herbst und als Prävention vor Erschöpfungszuständen. Wer viel geistig arbeiten muss, braucht Fett für die Nerven, aber leicht verdauliches. Ein Latte macchiato mit Gemüsesaft kann als kleine Fitness-Mahlzeit für „Kopfarbeiter" dienen und belastet nicht. Eher kommt die Lust auf, einen zweiten „Latte-Grün" zu trinken. Es muss eben nicht immer Kaffee sein.

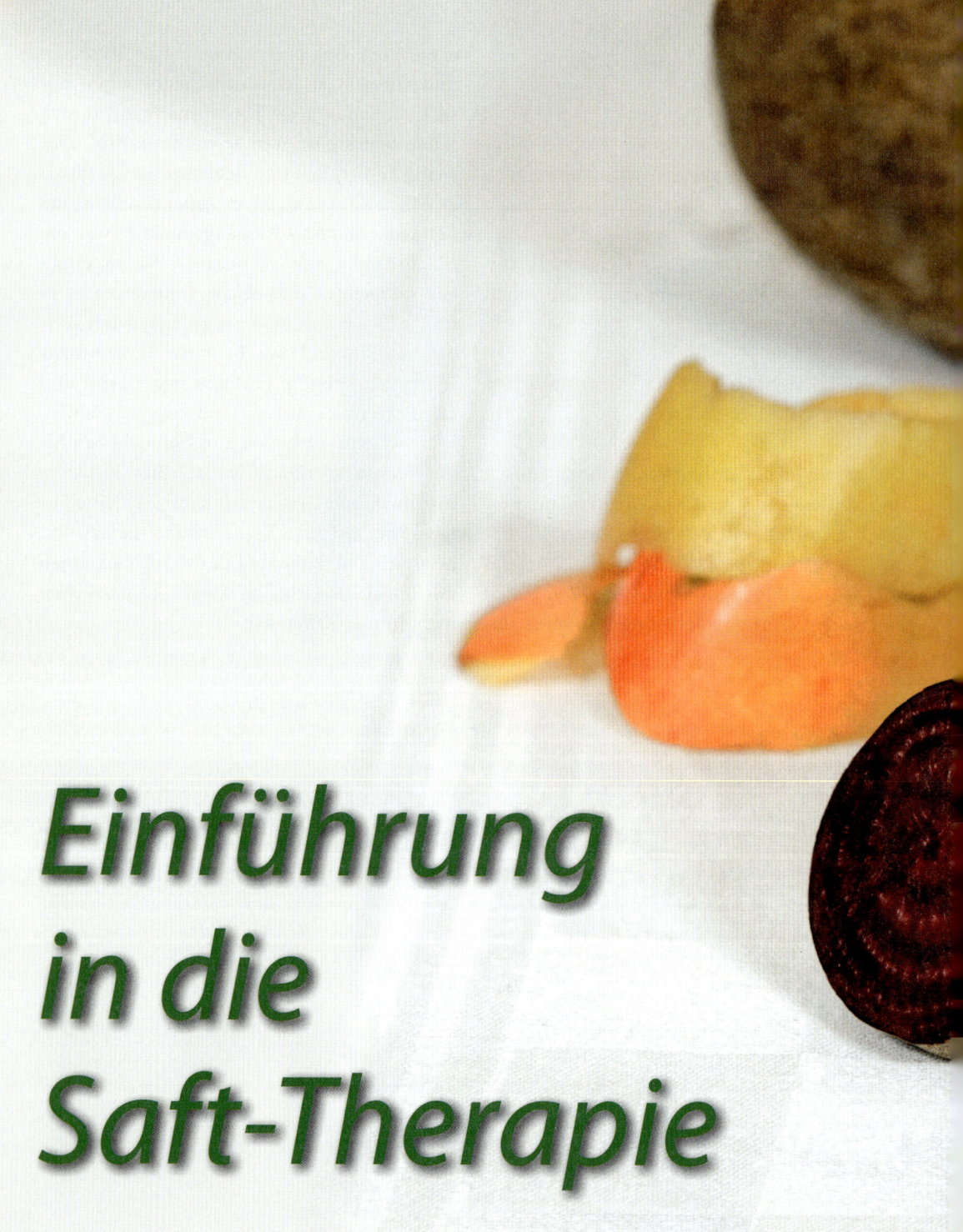

Einführung in die Saft-Therapie

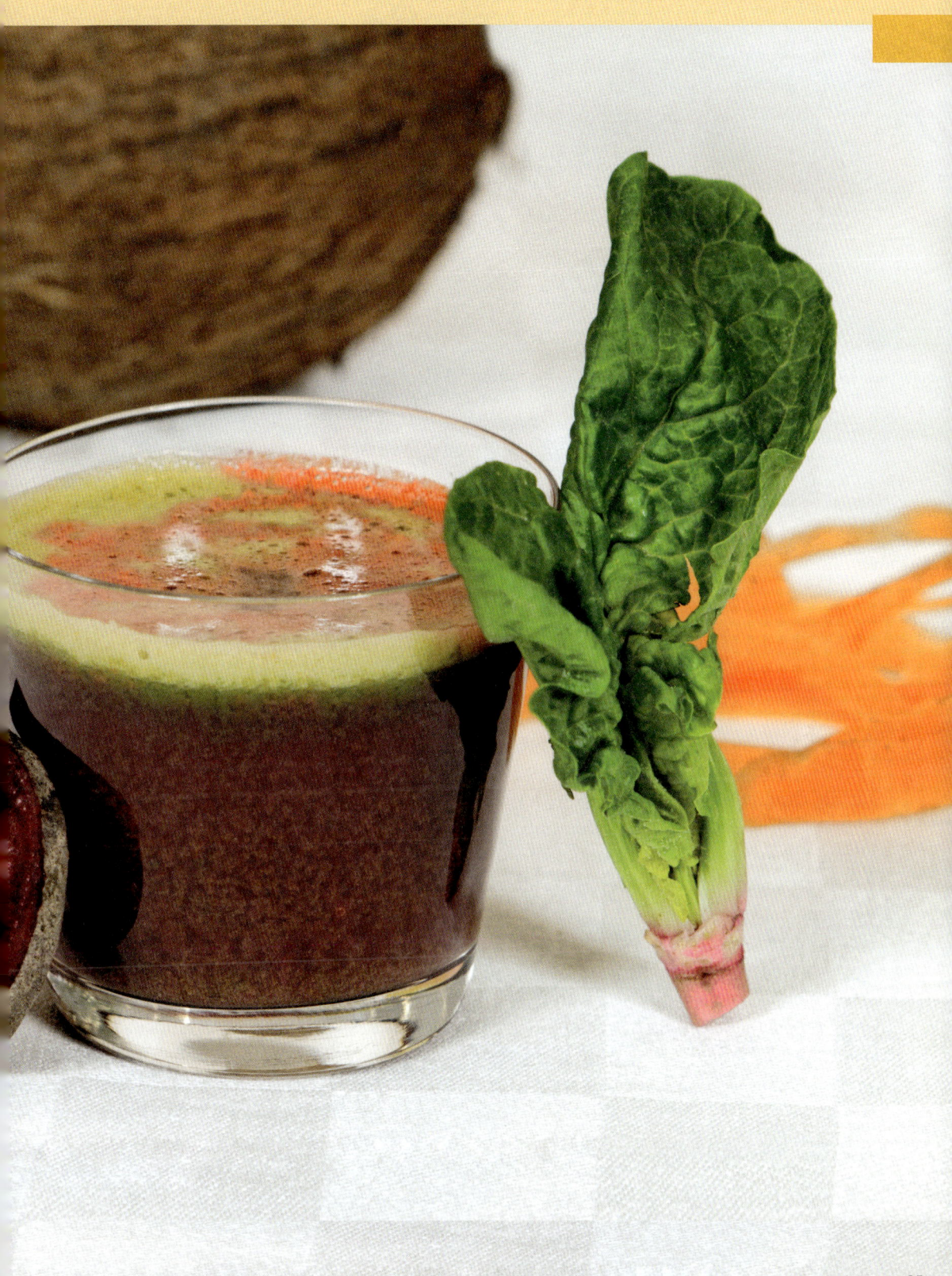

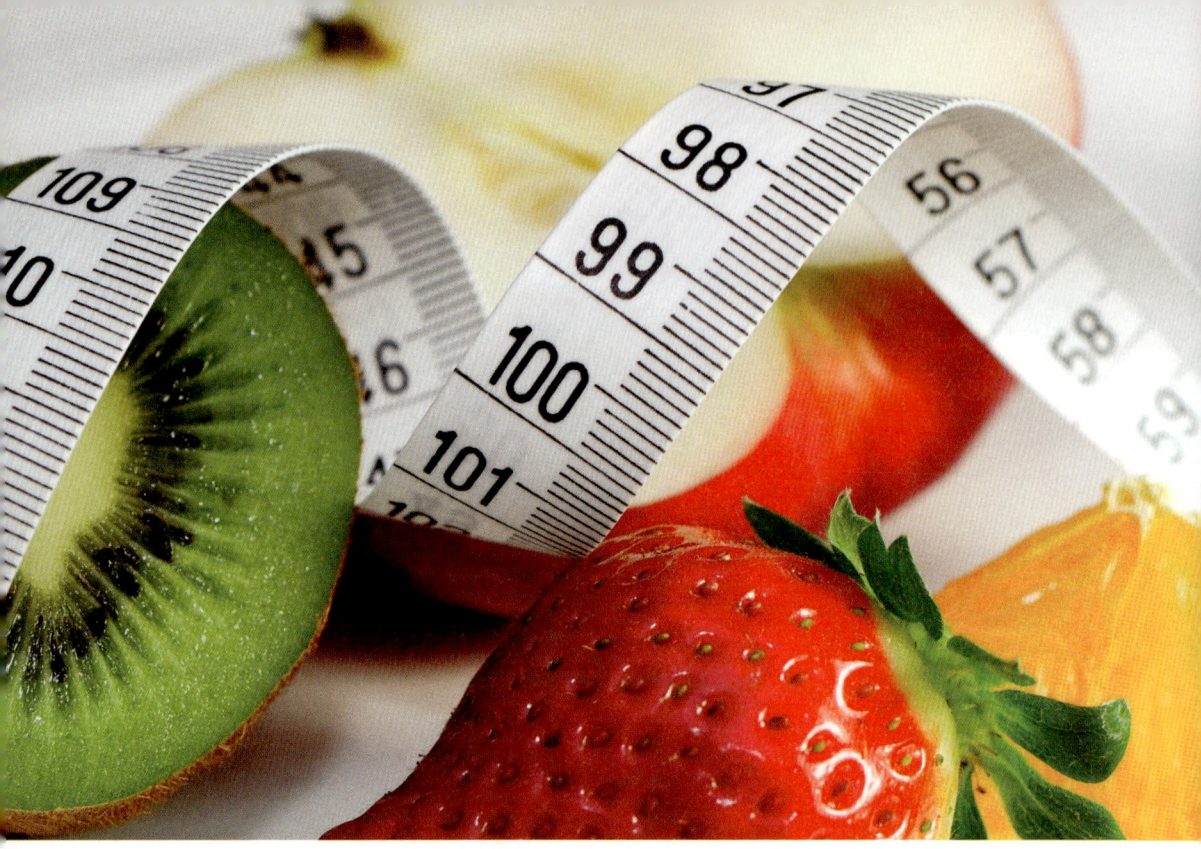

4 Einführung in die Saft-Therapie

Nach meinem Verständnis von ganzheitlicher Behandlung dürfen Ästhetik, Esskultur und Genuss nicht fehlen. Das gilt ganz besonders für die chronisch Kranken, die entweder einseitig essen und trinken, appetitlos sind oder etliche Diäten hinter sich haben und eben die Lebensqualität durch Ess- und Trinkkultur außer Acht lassen.

Bis zu diesem Punkt ist sicherlich deutlich geworden, dass ich die Säfte ganz gezielt einsetze, nämlich therapeutisch, präventiv sowie zur Gesunderhaltung. Als Bestandteil der Ernährung sorgen sie dafür, dass die Nährstoffversorgung unseres Organismus recht stabil bleibt und sich eine angenehme Toleranzbreite von Verträglichkeit entwickelt. Angesichts der vielen Unverträglichkeiten und Allergien ist das ein wichtiger Punkt. Die Säfte stabilisieren die Gesundheit, weil sie nähren, aufbauen, aber

zugleich ausscheiden, entgiften und auch noch gut schmecken.

4.1 Einsatz der Säfte in der Therapie

Mein therapeutischer Schwerpunkt ist die Homöopathie. Die Erfahrung hat mich gelehrt, dass die Arzneien um ein Vielfaches besser wirken, wenn gleichzeitig über die Stoffwechselorgane die Aktivierung der Selbstheilungsprogramme, Reinigung und Aufbau des Organismus stattfinden. Der gezielte Einsatz von Säften hat sich hierbei als ideal erwiesen, zumal sie in der Lage sind, sogar einen total geschwächten Organismus optimal mit Nährstoffen zu versorgen, ohne ihn zu belasten. Denken wir nur an Magen-Darm-Kranke. Die Nährstoffversorgung wird in der Orthomolekularmedizin mit isolierten

Vitalstoffen ebenfalls versucht. Doch isolierte, oft auch synthetisch hergestellte Mineralstoffe, Vitamine und Aminosäuren können nicht wirklich eine nährstoffreiche Nahrung ergänzen. Sie übersäuern den Organismus in dem Maße, wie dieser nicht für die Aufnahme der hoch dosierten Stoffe vorbereitet ist. Will heißen: Orthomolekulare Substanzen sind wichtig und wirksam in manchen Fällen, benötigen aber ein ausgeglichenes Milieu der Säure und Basen Milieu. Ich wähle daher so genannte „Nahrungsergänzungsmittel" als Ausnahme und bevorzuge auf Platz eins Nahrung und Getränke, unsere wichtigsten Heilmittel. Bevor ich zu speziellen Ernährungsvorschriften übergehe, verordne ich bereits Rohsäfte. Sie sind die Basis und die stärksten Aufbauhilfen in der Therapie, in der Kur und in der Gesunderhaltung.

4.2 Säfte als selbstverständlicher Begleiter im Patientenalltag

Der Einsatz der Rohsäfte bedingt die Auswahl und Kombination bestimmter Früchte, Salate, Kräuter, Gräser und Gemüse, ebenso eine genaue Anweisung der Zubereitung und Dosierung. Die Rohsaft-Therapie ist bewusst am Jahresrhythmus orientiert. Alle Nahrungsmittel haben ihre Hoch-Zeit, wenn die Nährstoffe optimal von der Natur bereitgestellt werden. Indem die Patienten das zu beachten lernen, finden sie wieder zurück in das große Ganze der Natur und spüren, dass letztlich aus ihr die wichtigsten Heilungsimpulse kommen und dass Gesundwerdung immer mit einem gesunden Lebensrhythmus einhergeht. Diese Erkenntnisse im Laufe der Therapie prägen sich auch für das Danach ein. Sie können aufgrund der eigenen Erfahrung Kuren mit Säften zu-

sammenstellen und sich in anstrengenden Zeiten selbst wieder in die Mitte bringen. Das ist ein enormer Vorteil im Vergleich zu Therapien, die nur das Konsumbewusstsein ansprechen, ob mit allopathischen oder homöopathischen Arzneien. Heilung ist nun mal ein Bewusstseinswandel. Wenn die Patienten ihn nicht nur psychisch und mental, sondern auch körperlich erleben und erkennen, dass der Körper weise ist und immer die richtigen Signale sendet, gehen sie auch liebevoller mit sich um.

Ich hatte einmal einen Landschaftsgärtner als Patienten mit Lungenkrebs. Der Tumor konnte nicht operativ entfernt werden. Der Patient lehnte eine klinische Behandlung ab.
Er hatte nie geraucht, aber zeitlebens Giftstoffe eingeatmet. Auch Pestizide und Fungizide waren über die Hände in den Mund und somit in den Organismus gelangt. Eine gesunde Lebensweise, gesunde Ernährung belächelte der Patient, er, der täglich mit Pflanzen, Sträuchern, Blumen und Bäumen Umgang hatte. Er war getrennt von dem, was heilsam sein könnte. Folglich schloss ich zunächst die Lücke mit der Verordnung von Rohsäften zusätzlich zu Arzneien wie Arsenicum album, Syphilinum und Carcinosinum. Er beklagte sich wegen des kostspieligen Walzenentsafters. Ich lieh ihm meine Maschine. Er klagte weiter, er habe keine Zeit für die Zubereitung der Rohsäfte und erst recht nicht, Gerstengras zu züchten. Also nahm er nur die Globuli ein. Es ging ihm zwar etwas besser, aber es wurmte ihn, dass ich ihm immer wieder Rohsäfte verordnete und ihm damit das Pflanzenreich buchstäblich vor die Nase hielt. So versuchte er mal, einen Rohsaft herzustellen, trank ihn löffelweise – und rief mich eine Stunde später sofort an. Er sagte, er könne sich nicht erinnern, sich jemals so fit und positiv gefühlt zu haben. Seine Frau, der ich geraten hatte, ihrem Mann keinen fertigen

*Saft vorzusetzen, berichtete, dass zu ihrem größ-
ten Erstaunen morgens ein frischer Saft auf dem
Tisch stehe, ihr Mann fröhlich zur Arbeit fahre
und mittags eigens nach Hause komme, um sich
einen Gemüsesaft zu pressen. Kurzum: Der Patient hatte „Feuer gefangen" und bestätigte, dass er
täglich besser atmen und sich bewegen könne. Er
kaufte mir den Entsafter ab und seit vielen Jahren
ist er kerngesund. Die Nachuntersuchung zeigte
zwar eine starke Vernarbung, wo der Tumor ge-
sessen hatte, aber die Lunge war frei. Vor allem
zeigte sich, dass seine immunkompetenten Zellen
hochgradig aktiv waren.*

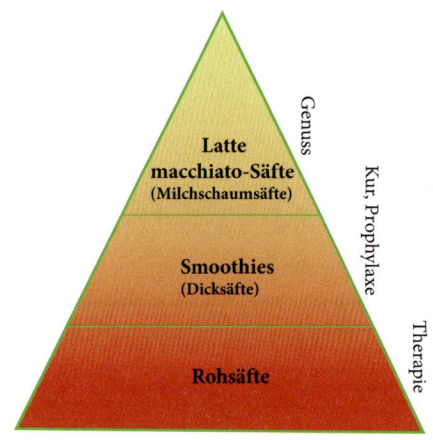

Abb. 4.1: Einsatz der Säfte

In der Krebstherapie haben wir oft zu bekla-
gen, dass das Immunsystem die Krebszellen
bzw. die Tumormasse nicht erkennt und deshalb der Krebs autonom bleibt. Das Ziel ist
daher, die Sauerstoffversorgung des Blutes und
der Zellen so anzuregen, sodass die immunkompetenten Zellen die degenerierten (Krebs-
)Zellen erkennen und eliminieren. Was liegt da
näher als Nahrungsmittel, die ja täglich in den
Körper gelangen, einzusetzen, die hochgradig
bioverfügbar, nähr- und sauerstoffreich sind?!
Dazu zählen an erster Stelle die Rohsäfte.

Doch das ist noch nicht alles. Schauen wir uns
die folgende Zeichnung (→ Abb. 4.1) an, auf der
eine Pyramide mit drei Stufen abgebildet ist.

Diese hierarchische Ordnung ist so zu verstehen, dass jede Saftart ihren besonderen Wir-
kungsschwerpunkt hat. Aber die Grafik soll
auch vermitteln, wie die Patienten im Laufe
ihres Heilungsprozesses in den Genuss weiterer Saftarten gelangen und wie sie sich gesund erhalten können. Wir sehen, dass den
Rohsäften die größte Bedeutung beigemessen
wird, da sie selbst bei schwersten Krankheiten
Heilungsschübe bewirken. Es gibt aber auch
Kranke, die noch über ein gut funktionierendes Immunsystem verfügen. Hier kommen
zusätzlich zu den Rohsäften schon bald die
als „Smoothies" bekannten Dicksäfte ins Spiel,
die fast ausschließlich angenehm schmecken.
Das kann man von einigen Rohsäften nicht
unbedingt behaupten. Da Heilung für mich
zwar Disziplin, aber keine Askese einschließt,
darf auch der Genuss nicht zu kurz kommen.
Deshalb werden die Latte macchiati (Mehrzahl
von Latte macchiato) sowohl für den Genuss
als auch für die Vitalisierung von Körper und
Geist eingesetzt.

Bevor wir nun in die Saft-Therapie einsteigen
und Rezepte studieren, möchte ich, dass Sie ein
wenig Basiswissen über die wichtigsten Nährstoffe zur Verfügung haben. Wenn an späterer Stelle
der Nährstoffgehalt der Früchte, Salate, Gemüse
und Gräser genannt wird, können Sie immer mal
wieder nachschlagen, was sie bedeuten.

4.3 Kleine Nährstoffkunde

Die Nahrung deckt den Bedarf an Energie, Eiweiß
und essenziellen Nährstoffen. Nährstoffe werden
unterteilt in Makronährstoffe (Kohlenhydrate,

Fett, Eiweiß, Alkohol und Ballaststoffe) und Mikronährstoffe (Mineralstoffe, Spurenelemente und Vitamine). Essenzielle Nährstoffe – Bestandteile von Lebensmitteln, welche nicht oder lediglich in zu geringen Mengen im menschlichen Organismus gebildet werden – sind notwendig für das Wachstum, den Stoffwechsel und die Reparatur von Gewebe. Zu den essenziellen Nährstoffen zählen neben Wasser, essenziellen Fett- und Aminosäuren auch anorganische Nährstoffe wie Kalzium, Kalium, Jod, Eisen und Spurenelemente sowie Vitamine (wasserlösliche und fettlösliche Vitamine.

Obst und Gemüse enthalten folgende Nährstoffe:
- Wasser
- Eiweiß
- Kohlenhydrate
- Fett
- Mineralstoffe
- Vitamine

Damit diese Nährstoffe sowohl aufgenommen werden, als auch bioverfügbar sind und an den Ort ihrer Bestimmung gelangen, haben wir ein geniales Enzymsystem, das alle Stoffwechselvorgänge steuert.

4.3.1 Wasser

Wir hören allenthalben, dass wir viel Wasser trinken sollen. Ja, das stimmt, weil die meisten Menschen viel zu trockene Nahrung zu sich nehmen. Reines Wasser zu trinken, ist gewiss gesund für die Entgiftung des Körpers. Gutes Wasser hat auch eine belebende Wirkung. Aber das Wasser in Obst und saftigen Salaten und Gemüsepflanzen wird unterschätzt; es ist noch viel gesünder. In den wässrigen Anteilen sind die meisten Nährstoffe gelöst. Durch viele verschiedene Prozesse der Fotosynthese und anderer Biosynthesen in Pflanzen, Sonneneinwirkung und Ionisation werden die Mineralstoffe und Spurenelemente in Atomteilchen gespalten und werden sozusagen „mundgerecht" für den optimalen Nährstofftransport und die optimale Nährstoffverwertung im menschlichen Körper aufbereitet.

Mehr noch: Durch die Jahreszeiten liefert uns die Natur die unterschiedlichsten Früchte, Salate, Gemüse, Wildkräuter, sodass wir nie einseitig ernährt werden. Wir erhalten durch die Nährstofflösungen die größte Vielfalt. Das ist das eigentliche Geheimnis von Gesundheit: ständiger Wandel, Flexibilität. Wir brauchen im Frühjahr andere Nährstoffe als im Herbst und Winter. Im Sommer brauchen wir viel mehr Wasser, also liefert uns die Natur auch ein reiches Arsenal saftiger Früchte und Gemüse. Es ist also keine Laune der Natur, wann welche Obst- und Gemüsesorten ihre Höchstzeit haben, sondern eine liebevolle Versorgung von Mutter Natur, die weiß, was wir wann brauchen. Wenn wir bei ihr in die Lehre gehen, wissen wir es auch bald.

Merke

Es kommt nicht so sehr darauf an, wie viel Gramm oder Milliliter Wasser in der jeweiligen Frucht oder im rohen Gemüse enthalten sind, sondern auf die Qualität. Diese wird bestimmt durch den Reifegrad, auch durch die Nachreifung. Wichtig ist, dass unsere Nahrung saftig ist.

4.3.2 Pflanzliche Proteine

Pflanzliche Eiweiße sind deshalb die wertvollsten, weil sie die acht essenziellen Aminosäuren (Eiweißbausteine) enthalten und zwar in hoher Konzentration und ausgewogener Form (→ Tab. 4.1).

Tab. 4.1: Die acht essenziellen Aminosäuren

Aminosäure	Eigenschaften und Wirkung	Vorkommen	
		Obst	Gemüse
Isoleucin	Regeneration des Gewebes, Erneuerung des Hämoglobins, allgemeine Regulierung des Stoffwechsels	Papaya	Oliven, Avocado
Leucin	Antagonist (rechtsdrehend) zum Isoleukin (linksdrehend)	Papaya	Oliven, Avocado
Lysin	Leber-, Gallenfunktion, Zusammenwirken von Zirbeldrüse, Milchdrüsen, Gelbkörper, Ovarien; verhindert Zelldegeneration	Papaya, Äpfel, Birnen, Aprikosen, Weintrauben	Karotten, Steckrüben, Gurken, Sellerie, Petersilie, Spinat, Löwenzahn, Alfalfa, Sojabohnensprossen
Methionin	Bestandteil des Hämoglobins, der Gewebe und Blutserums, Milz-Pankreas-Lymphdrüsenfunktion	Ananas, Äpfel	Rosenkohl, Kohlarten, Sauerampfer, Grünkohl, Meerrettich, Schnittlauch, Knoblauch, Brunnenkresse
Phenylalanin	Ausscheidung verbrauchter Zellen, Nieren-, Blasenfunktion. Verliert seine Wirksamkeit durch regelmäßigen Alkoholgenuss	Ananas, Äpfel	Karotten, Steckrüben, Gurken, Spinat, Petersilie, Tomaten
Threonin	Wachstum, unterstützt optimal das Immunsystem, erhält die Gesundheit der Thymusdrüse. Kann im Körper zu Glycin umgewandelt werden. Glycin: erhöht die Ausscheidung von Harnsäure durch die Nieren, senkte den Harnsäurespiegel im Blut		Linsenkeime, Weizengras, Gerstengras
Tryptophan	Zell- und Gewebebildung, Magen- und Pankreassaft	Ananas	Karotten, Steckrüben, Sellerie, Endivie, Löwenzahn, Fenchel, Rosenkohl, Spinat, Alfalfa, Steckrüben
Valin	Funktion des Gelbkörpers, der Milchdrüsen, Ovarien	Granatapfel, Äpfel	Karotten, Steckrüben, Löwenzahn, Salat, Kürbis, Sellerie, Petersilie, Tomaten

4.3.3 Kohlenhydrate und Fette

Obst und Gemüse stellen mithilfe des Sonnenlichts (Fotosynthese) außerordentlich wertvolle Kohlenhydrate her. Ihr kleinster Baustein ist die Glukose. Diese Gruppe der Nährstoffe dient der schnellen Energiebereitstellung und erhält uns körperlich und geistig leistungsstark. Kohlenhydrate sind Nervennahrung, sorgen für eine gute Gedächtnisleistung, Konzentrationsfähigkeit und für eine positive, lösungsorientierte Lebenseinstellung. Wir sehen, dass die in natürlicher Konzentration vorhandenen „Zuckerstoffe" eine Bedeutung für die Psyche und für die mentalen Fähigkeiten haben.

Die Fette im Zusammenhang mit dem Stoffwechsel nennt man „Fettsäuren". Obst und Gemüse sind sehr reich an Fettsäuren. Bei den Fruchtsorten, die viel Wasser enthalten – Melone, Äpfel, alle Beeren, Birnen – sind die Fettsäuren in der Schale und in den Kernen, weshalb es wichtig ist, sie beim Entsaften zu verwenden. Die Natur ist weise! Die Schale mit den Fettsäuren isoliert nämlich das Fruchtfleisch gegen Verdunstung.

Die essenziellen Fettsäuren dienen dem Transport der fettlöslichen Vitamine A, D, E, K und der Hormonproduktion.

4.3.4 Mineralstoffe und Spurenelemente

Die meisten Mineralstoffe und Spurenelemente sind bekannt. Aber es ist sinnvoll, sie in der Hierarchie vorzustellen, in der sie für die Funktionsfähigkeit unseres Organismus maßgebend sind (→ Tab. 4.2, 4.3).

Tab. 4.2: Die wichtigsten Mineralstoffe und Spurenelemente

Mineralstoff	Eigenschaften und Wirkungen	Vorkommen
Kalzium	Wichtiges Strukturelement in den Knochen. Aktiviert das Blutgerinnungssystem, Skelett- und Herzmuskel bedürfen eines Gleichgewichts zwischen Kalzium und Magnesium. Regulation der Reizleitung zwischen den Nervenzellen, baut Knochen und Zähne auf.	Orangen, Grünkohl, Fenchel, Brokkoli, Kohlrabi, Sellerie
Phosphor	Am Aufbau von Knochen und Zähnen beteiligt, im Nervensystem ein zentraler Bestandteil in der Neuronenschutzhülle, wichtig für die Energiegewinnung der Zellen als Teil des ATP (Adenosintriphosphat) für die Muskelbewegung.	Gurken, Orangen, Grünkohl, Fenchel, Brokkoli
Schwefel	Sorgt für Haarglanz, Geschmeidigkeit der Haut und der Gelenke, Augenstoffwechsel.	Alle Obstsorten, Ananas, Salat- und Kohlsorten
Kalium	Als Gegenspieler von Natrium Regulation des Wasser- und Wärmehaushalts, reguliert die Nervenreizleitung, die Muskelkontraktionen, die elektrische Spannung an der Zellmembran.	Frische Obstsäfte und Gemüse, Bananen, Äpfel, Orangen, alle Melonensorten, alle Beeren, Spinat
Natrium	Reguliert den Wasser- und Wärmehaushalt, das Säure-Basengleichgewicht, Verwertung und Transport von Nährstoffen, Übertragung und Weiterleitung von Nervenreizen.	Jedes Obst, Karotten, Rote Bete, Spinat, Mangold, Endivie, Sellerieknolle, Kohlrabi, Erbsen, Petersilie, Weißkohl, Blumenkohl, Rettich, Radieschen
Chlor	Reguliert den Stoffwechsel, sorgt für einen gesunden Wasser- und Elektrolythaushalt, für ausreichende Magensäure.	Kochsalz, Ananas, alle Kohlsorten, Rote Bete

Mineralstoff	Eigenschaften und Wirkungen	Vorkommen
Magnesium	Im Energiestoffwechsel überall wichtig, wo Kalzium nötig ist, Kalzium-Gegenspieler im Herzmuskel, baut Knochen und Zähne auf, regelt die Durchlässigkeit der Zellmembran und den Kalium-Natrium-Transport in die Zelle rein und aus der Zelle hinaus (Kalium-Natrium-Pumpe).	Äpfel, Orangen, Gersten- und Weizengras, Spinat, in grünen Blattsalaten
Eisen	Sauerstofftransport über das Blut in die Zellen	Frisches Obst, Äpfel, grünes Blattgemüse
Zink	Bestandteil von 300 Enzymen und daher an allen Stoffwechselvorgängen beteiligt, sorgt zusammen mit Vitamin C für den Aufbau von Bindegewebe, Neurotransmittern, Glückshormonen, Gehirn- und Nervenzellen.	Ausgewogene gesunde Ernährung*
Silizium	Stabilisiert das Bindegewebe, Knorpel, Haare, Nägel, scheidet Aluminium aus dem Körper aus.	Äpfel, Orangen, alle Knollengemüse

* Unter einer gesunden und ausgewogenen Ernährung versteht man eine abwechslungsreiche und nährstoffreiche Kost sowie eine Balance zwischen fester und saftiger Nahrung (Früchte, Gemüse). Da die modernen Därme in der Regel schwach und belastet sind, sollte nicht zu viel Rohkost pro Mahlzeit genossen werden.

Tab. 4.3: Die wichtigsten Spurenelemente

Spurenelement	Eigenschaften und Wirkungen	Vorkommen
Kupfer	In Verbindung mit Eiweiß entstehen hochaktive Enzyme für den Bau von Hormonen, Bindegewebe, Gefäßen, Knochen, zusammen mit Eisen sorgt es für den Sauerstofftransport in die Zellen, aktiv in der Gewinnung von Zellenergie als Enzym Zytochrom-C-Oxidase.	Ausgewogene gesunde Ernährung*
Jod	Aktiviert die Schilddrüsenfunktion als Teil ihrer Hormone. Die Schilddrüsenhormone sorgen für die Energieaufladung aller Zellen!	Grüngemüse
Mangan	Produziert Zellenergie in den Mitochondrien („Energieöfen", in denen Blutzucker und Fett verheizt werden), ist am Aufbau von Knorpelmasse, am Entgiften von Gewebe beteiligt.	Grüngemüse
Selen	Kernstück des wichtigsten Immunenzyms Glutathionperoxidase, Radikalfänger, stärkt die Immunleistung.	Ausgewogene gesunde Ernährung*
Molybdän	Als Bestandteil des Enzyms Xanthinoxidase am Aufbau der Harnsäure beteiligt, starker Radikalfänger, aktiv im Eisenstoffwechsel, sorgt für optimalen Sauerstofftransport zusammen mit Kupfer und Eisen.	Rotkohl, Spinat

Spurenelement	Eigenschaften und Wirkungen	Vorkommen
Chrom	Aktiviert Insulinwirkung im Pankreas, Kohlenhydratstoffwechsel, gleicht den Cholesterinspiegel aus, ermöglicht den Einbau von Aminosäuren ins Herzgewebe, ist an der gesunden Zellteilung beteiligt.	Ausgewogene gesunde Ernährung*

* Unter einer gesunden und ausgewogenen Ernährung versteht man eine abwechslungsreiche und nährstoffreiche Kost sowie eine Balance zwischen fester und saftiger Nahrung (Früchte, Gemüse). Da die modernen Därme in der Regel schwach und belastet sind, sollte nicht zu viel Rohkost pro Mahlzeit genossen werden.

4.4 Vitamine

4.4.1 Wasserlösliche Vitamine

Vitamin C und der Vitamin-B-Komplex mit B_1, B_2, B_3, B_5, B_6, B_{12}, Folsäure und Biotin sind wasserlösliche Vitamine. Die wasserlöslichen Vitamine werden nur in geringer Menge und für kurze Zeit im Körper gespeichert. Deshalb müssen sie über die Nahrung täglich zugeführt werden. Überschüssige wasserlösliche Vitamine werden relativ schnell über den Urin ausgeschieden. Die Voraussetzung für die Verwertung der wasserlöslichen Vitamine ist ein gesundes Magen-Darm-Milieu. Die Verwertung dieser Vitamine hängt von einer enzymreichen Nahrung ab, damit die Stoffwechselprozesse problemlos funktionieren.

Merke

- Die acht Vitamine B_1, B_2, B_3, B_5, B_6, B_{12}, Folsäure und Biotin bilden den Vitamin-B-Komplex. Sie sind meistens gemeinsam in denselben Nahrungsmitteln enthalten.
- Die Vitamin-B-Gruppe wird in jeder Zelle benötigt!
- Die B-Vitamine stehen nicht nur untereinander in enger Verbindung, sie greifen auch an verschiedenen Stationen des Stoffwechsels unmittelbar ein.
- Wird die Stoffwechselkette auch nur an einer Stelle unterbrochen, können bereits Mangelerscheinungen auftreten!

4.4.2 Fettlösliche Vitamine

Die Vitamine A, D, E, K sind fettlöslich. Sie sind für die Gesunderhaltung von zentraler Bedeutung: Sie regulieren den Stoffwechsel und gewährleisten den Aufschluss der Nahrung in Lebensenergie von Körper und Geist. Man kann sie auch als Anti-Stress-Vitamine bezeichnen. Früchte und Gemüse sind wichtige Vitaminlieferanten (→ Tab. 4.4)

Merke

Die Aufnahme und Verwertung fettlöslicher Vitamine benötigt Nahrungsfette. Überschüsse der fettlöslichen Vitamine werden im Körper gespeichert. Daher ist eine Überdosierung möglich!

Tab. 4.4: Die Vitamine in Früchten und Gemüse

Vitamin	Eigenschaften und Wirkungen	Vorkommen
B_1, Thiamin wasserlöslich	Reizübertragung von Nerven in Gehirn und Muskulatur, wichtiges Vitamin für den Zellstoffwechsel, sichert den vollständigen Zuckerabbau in der Zelle.	Orangen, Ananas, frischen Erbsen
B_2, Riboflavin Die Flavine sind wichtige Co-Enzyme	Zellatmung (Mitochondrien!), Zellstoffwechsel, muss in der Leber in Co-Enzyme umgewandelt werden; daran ist die Schilddrüse beteiligt! Als Hautvitamin Bestandteil von 60 Enzymen. Eisenverwertung, Bildung von Hämoglobin, beeinflusst Atmung und Sehvorgang.	Milch (wichtig für Milchschaumgetränke), Brokkoli, frische Erbsen, Gemüsepaprika
B_3, Niacin	Die Eigenproduktion hängt von der ausreichenden Zufuhr der Aminosäure Tryptophan über die Nahrung ab. Die Umwandlung von Tryptophan in Niacin benötigt zudem eine gute Versorgung mit Vitamin B_2, B_6 und Folsäure. Reguliert zusammen mit Chrom und Insulin den Blutzuckerspiegel. Ist notwendig für die Funktion von 200 Enzymen! Stärkt Haut, Schleimhäute, Muskeln, Nerven, Verdauung.	Milch (wichtig für Milchschaumgetränke), Bananen, Pfirsiche, frische Erbsen, Avocado (wichtig für Smoothies)
B_5, Pantothensäure	Überall im Körper notwendig. Sorgt für die Synthese von Cholesterin, Cortisol und Hämoglobin; ist notwendig für die Bildung von Vitamin A und C. Ist an der Entgiftung beteiligt.	Milch (wichtig für Milchschaumgetränke), Tomate, Avocado (wichtig für Smoothies)
B_6, Pyridoxin	Ist entscheidend am Stoffwechsel der Aminosäuren (Grundbausteine der Enzyme!) beteiligt. Zusammen mit Folsäure und B_{12} großer Einfluss auf die Arterieninnenwände, ergo auf Homocystein (schwefelhaltige Aminosäure). Bestandteil von etwa 50 enzymabhängigen Aufbau- und Abbauprozessen im Organismus. Stärkt Nervenfunktion, ist an der Bildung von Hämoglobin und Erythrozyten beteiligt.	Milch (wichtig für Milchschaumgetränke), Zucchini, Avocado (wichtig für Smoothies), Linsen (gekeimt)
B_{12}, Cobalamin	Enthält als einziges Vitamin das Kobalt-Atom. Blutbildung im Knochenmark, Eiweißaufbau in den Zellen. Beeinflusst den Stoffwechsel in den Nervenzellen. Notwendig für die Zellteilung. Zur Verwertung ist eine intakte Darmflora nötig (Intrinsic-Faktor!). Wirkung geschieht erst, wenn genügend Zink, Folsäure und Vitamin B_5 vorhanden sind.	Milch (wichtig für Milchschaumgetränke)
H, Biotin	Wichtig beim Aufbau von 60 Enzymen, am Cholesterin- und Fettstoffwechsel beteiligt. Zusammen mit Vitamin K wird der Blutgerinnungsfaktor Prothrombin hergestellt. Zusammen mit Vitamin B_2 zuständig für Haare, Haut und Nägel.	In allen vollwertigen Nahrungsmitteln, Milch (wichtig für Milchschaumgetränke), Avocado (wichtig für Smoothies), Tomate
Folsäure	Sorgt für den Sauerstofftransport des Hämoglobins, stärkt Immun- und Nervensystem, ist in allen Stoffwechselvorgängen nötig. Merke: Vitamin C-Mangel wirkt sich negativ auf den Folsäurespeicher aus, Vitamin B_{12}-Mangel verhindert die Aktivierung von Folsäure.	Bananen, Erdbeeren, Spinat, Spargel, Tomate, Gurke, Brokkoli, alle Kohlsorten, vor allem Weißkohl, Fenchel, alle Blattsalate, gekeimte Hülsenfrüchte

Vitamin	Eigenschaften und Wirkungen	Vorkommen
C, Ascorbinsäure	Beteiligt am Eiweißstoffwechsel, an der Eisenaufnahme, Wundheilung, Bildung von Aminosäuren, ist ein wichtiges Antioxidans, hat eine Schlüsselfunktion in fast allen biochemischen Funktionen des Organismus.	Hagebutte, Guave, Papaya, Erdbeeren, Orangen, Mango, Ananas, Kirschen, Sanddorn, Schwarze Johannisbeeren, Kiwi, alle Zitrusfrüchte, Brombeeren, Äpfel, Bananen, Grünkohl, Gemüsepaprika, Brokkoli
A, Retinol, fettlöslich	Wirkt auf Augen (Sehpurpur), Haut, Schleimhaut, Knochen. Aufbau von roten Blutkörperchen zusammen mit Eisen. Die Bildung von Vitamin A aus Carotin setzt eine gesunde Leber- und Schilddrüsenfunktion voraus! Seine Resorption und Verwertung erfordert genügend Gallensäure im Darm. Gesunderhaltung der Haut und Schleimhäute, bewirkt ausreichende Sekretbildung, fördert die Sehkraft, wirkt entzündungshemmend, antibakteriell. Wird für die körpereigene Synthese von Testosteron und Östrogen benötigt.	Milch (wichtig für Milchschaumgetränke), Honigmelone, Aprikosen, Pfirsiche, Karotten, Spinat, Grünkohl, Hagebutte, Feldsalat, Brokkoli
D, Cholecalciferol	In biologisch aktiver Form ist es ein Hormon. Als Vitamin aus Cholesterin synthetisiert. Wirkt auf Knochen, Zähne, Haut, stärkt das Immunsystem, gesundes Zellwachstum. Braucht Sonnenlicht!	Frische Pfefferminzblätter, Avocado (wichtig für Smoothies)
E, Tocopherol, fettlöslich	Wichtigstes fettlösliches Antioxidans, schützt die Zellmembran vor freien Radikalen, wichtig für die Hormonbildung der Hypophyse, Nebennieren, Geschlechtsdrüsen.	Fenchel, Grünkohl, Kopfsalat
K_1, Phyllochinon, K_2, Menachinon, fettlöslich	Wirkt auf die Blutgerinnung, wird dabei von Biotin unterstützt, auf den Knochenstoffwechsel.	Milch (wichtig für Milchschaumgetränke), Banane, Erdbeeren, Chicorée, Sauerkraut, Kopfsalat, Spinat, Rosenkohl, Grünkohl, Karotten

4.5 Enzyme

Enzyme steuern alle Stoffwechselvorgänge, die Verwertung von Nährstoffen und das Zellwachstum. Sie bauen das Lebensnotwendige auf und bauen das Unbrauchbare ab. Sie können aus ungefähr 20 Aminosäuren (Eiweißbausteinen) gebildet werden.

Viele Enzyme erreichen ihre katalytische Funktion erst durch Co-Faktoren (Vitamine, Mineralstoffe, Spurenelemente) bzw. ein Co-Enzym – bekannt ist das Co-Enzym Q 10). Von

der Enzymtätigkeit hängt unsere Gesundheit in hohem Maße ab. Wir benötigen ein ausreichend funktionierendes Enzymsystem. Dazu benötigt der Organismus Nährstoffe: Vitamine, Mineralien, Spurenelemente und funktionierende Transportwege (Blut, Lymphe, Gefäße).

Merke

Enzyme sind Bio-Katalysatoren (Urlebensstoff), die Leben entstehen, wachsen und entwickeln lassen. Enzyme haben folgende Aufgaben:

- Sie spalten Eiweiß, Fett, Kohlenhydrate und unterstützen daher die großen Stoffwechselorgane Leber, Nieren, Haut.
- Sie sorgen für den Aufbau der Struktureiweiße für Herz-, Leber-, Haut-, Lungen-, Schleimhaut- und Knorpelzellen.
- Sie produzieren Hormone und Botenstoffe für das Immunsystem.
- Sie liefern Eiweiße für Zellaufbau und Zellerneuerung.
- Sie bilden körpereigene Schutzsysteme gegen freie Radikale mit den Co-Faktoren Zink, Selen, Mangan, Kupfer, Eisen und anderen Spurenelementen.
- Sie sorgen für die Immunleistung der immunkompetenten Zellen.

· ·

Damit die Funktionsfähigkeit der Enzyme gewährleistet ist, ist im Organismus eine Betriebstemperatur +/- 37° C für Aufbau und Abbau notwendig. Bei Krankheit schaltet der Organismus auf Reinigung → Fieber → Enzyme. Die Enzymaktivität bedingt, dass man fiebern und schwitzen kann. Die Funktionsfähigkeit der Enzyme ist auch gekoppelt an das Säure-Basen-Gleichgewicht.

Enzyme werden in ihrer Funktion durch folgende Faktoren beeinträchtigt:
- nährstoffarme Ernährung, zu wenig frische saftige Kost
- Enzym-Blockade: z.B. Zink-Enzyme werden durch Cadmium- oder Nikotinbelastung blockiert → Zinkmangel
- Ein Nährstoff wird zugeführt, aber die Co-Faktoren fehlen ⇢ Stoffwechselstörung

4.5.1 Säfte als Enzymlieferanten

Enzyme werden im Körper gebildet und interagieren synergetisch mit anderen Systemen des Organismus. Aber es müssen auch frische, lebendige Enzyme durch die Nahrung bereitgestellt werden. Dazu gibt es zwei optimale Zubereitungsweisen:
- Die Herstellung eines Rohsaftes. Hier sind die Enzyme lebendig und hochwirksam, weil der Saft nicht erwärmt wird und die Nährstoffverwertung sofort beginnen kann.
- Die Herstellung eines Dicksaftes (Smoothie), der alle Ballaststoffe enthält und ebenfalls lebendige Enzyme bietet, da auch er nicht erwärmt wird.

Lebendige Enzyme in dieser Form der Rohkost sorgen für die leichte Verdaulichkeit und Verteilung der Nährstoffe an den Ort ihrer Bestimmung. So erklärt es sich auch, wie Schwerkranke, kachektische Patienten innerhalb kurzer Zeit an Gewicht wieder zunehmen, obgleich diese Säfte rein kalorienmäßig an der untersten Grenze liegen. Außerdem entsteht bei der Herstellung sauerstoffreicher Schaum (⇢ Abb. 4.2), der vom Körper aufgenommen wird und die Zellatmung fördert. Es ist eben wichtig, dass die aufgenommene Nahrung voll und ganz verwertet wird und nicht, wie leider üblich, ein Großteil unverdaut wieder ausgeschieden wird. Die lebendigen Enzyme sind nicht lange haltbar. Das sehen Sie auch sofort bei einem Rohsaft, der sich bräunlich verfärbt, weil schon die Oxidation im Gange ist. Darum kann man Rohsäfte nicht auf Vorrat pressen, sondern muss sie frisch zubereiten und sofort trinken bzw. löffeln.

Bei den Smoothies, die in einem Mixer „vorgekaut" werden, gibt es eine größere zeitliche Toleranz. Sie oxidieren nicht so schnell. Aber

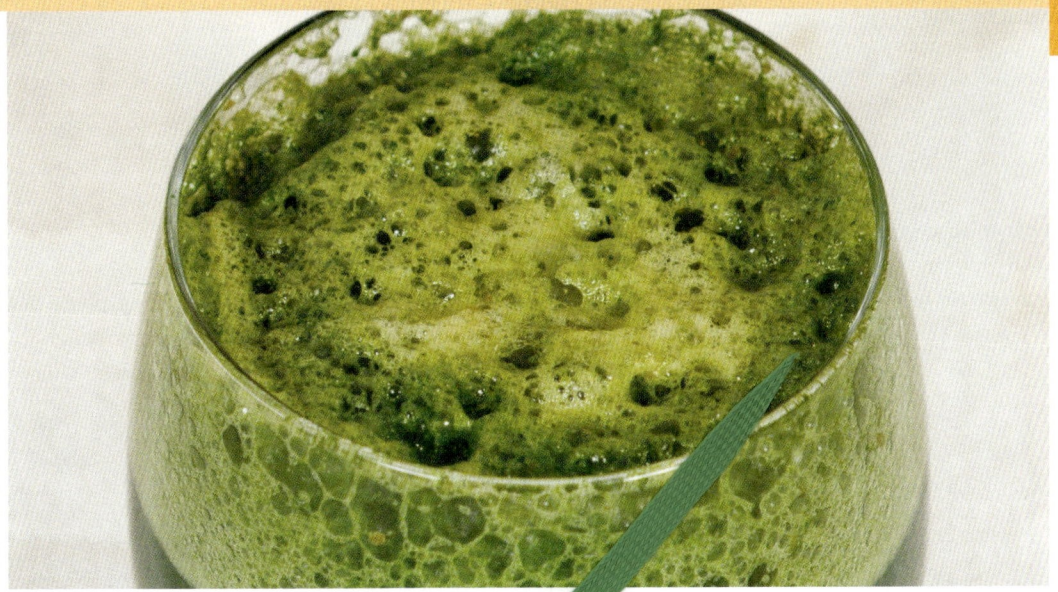

Abb. 4.2: Sauerstoffreicher Schaum bei der Herstellung von Rohsaft

auch hier hat die Erfahrung in der Safttherapie gezeigt, dass sie frisch zubereitet und sofort verspeist werden sollten. Die lebendigen Enzyme schwinden auch hier nach kurzer Zeit und die möchte man sich ja gerade bei den hochwirksamen Frischsäften zunutze machen.

Sind Obst- und Gemüsesäfte in Bioqualität nur kurz sterilisiert, haben sie keine lebendigen Enzyme mehr. Für einen Gesunden bieten sie in jedem Falle noch genügend Vitamine, Mineralien und Spurenelemente. Aber für Kranke reicht schon diese kurze Verarbeitung aus, um eine Übersäuerung zu bewirken. Darum lohnt es sich, frische Säfte selbst zuzubereiten.

Merke

Alle frisch gepressten Säfte verfügen über lebendige, hoch aktive Enzyme. Daher haben Rohsäfte die stärkste Heilwirkung auf die Aufbau- und Abbauprozesse im Organismus und feuern alle Stoffwechselvorgänge an.

4.6 Wirkung der Säfte im Tagesrhythmus

Wann sind welche Säfte sinnvoll und in höchstem Maße wirksam? Gibt es eine gesund erhaltende Rhythmizität im Tagesverlauf, die es auch im Zusammenhang mit der Saftkur einzuhalten gilt? Als Hauptorientierung gilt der vorgegebene Tagesrhythmus. Nichts stabilisiert die Gesundheit mehr, nichts hat größere Heilkraft als sich in den naturgegebenen Rhythmus des Tages (wieder) einzugliedern. Alles andere ergibt sich fast von alleine.

4.6.1 Dynamische Aufbauphase

Nach dem Aufstehen beginnt die energetische Aufbauphase. Gemäß dem Wesen des Morgens und Vormittags baut sich eine positive Dynamik auf. Was benötigt der Organismus? Ein gutes Frühstück sagen die einen, kein Frühstück sagen die anderen. Beide Aussagen machen den zweiten Schritt vor dem ersten und gehen am Wesentlichen

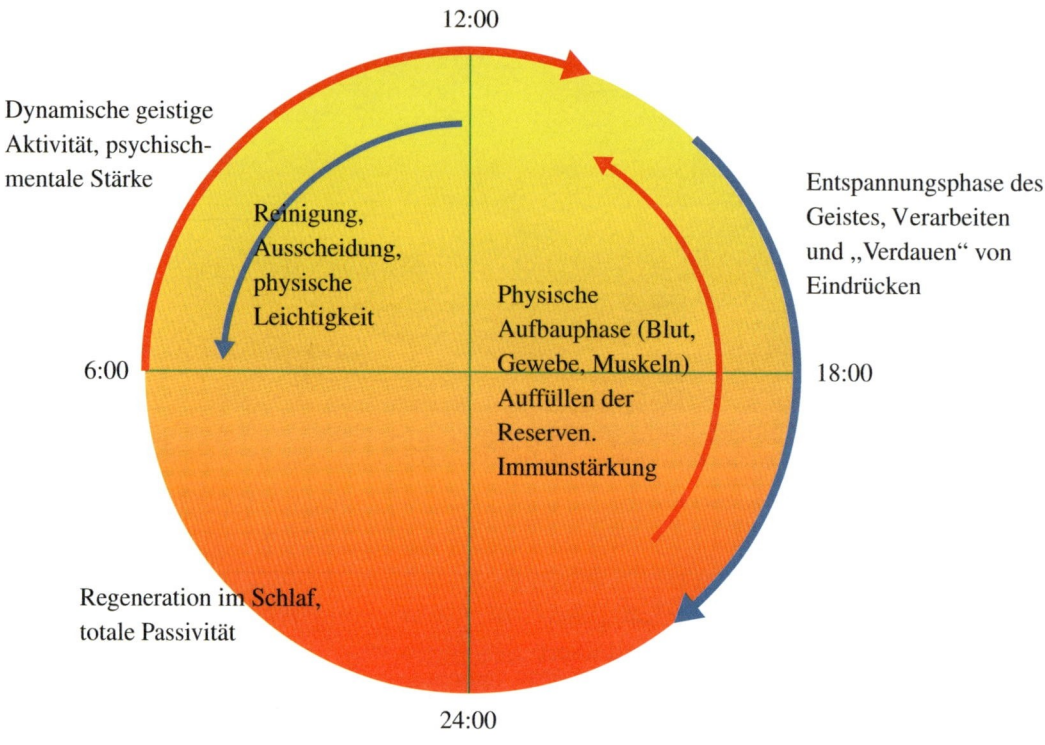

Abb. 4.3: Tagesrhythmus

vorbei. Wo etwas aufgebaut werden soll, muss Raum dafür vorhanden sein. Körperlich bedeutet das, Ausscheidung und Reinigung sind die Voraussetzung für die geistige Dynamik. Wir sehen in Abbildung 4.3 das Zusammenwirken scheinbar gegensätzlicher Kräfte, die wir morgens bis mittags benötigen: Links oben sehen wir den roten Pfeil für die Aufbauphase und parallel dazu den blauen Pfeil für die dafür notwendige Entlastung des Körpers durch Reinigung und Ausscheidung.

Wenn also ein Frühstück erwünscht ist, sollte es viel organisches Wasser enthalten wie saftige Früchte und Rohsäfte. Dazu dienen auch aus-scheidende Getränke wie Tee oder dünner Kaffee. Viele Menschen haben schon gespürt, dass ihnen ein Glas reines warmes Wasser morgens auf nüchternen Magen gut tut. Wer früh morgens keine Lust auf Frühstück hat, sollte auf seinen Körper hören. Es besteht hier zum Beispiel ein länger dauerndes Bedürfnis, nach der Ausscheidung die Leichtigkeit des Körpers und die Frische des Geistes zu genießen. Der Genuss von grünem Tee mag diesem Menschen genügen. In der Regel kommt dann der Hunger erst ab 10 Uhr.

Damit die Leichtigkeit der geistigen Schaffenskraft während der dynamischen Aufbauphase gewährleistet ist, benötigt unser physischer Leib Ausscheidungshilfen. Wir brauchen ein Gefühl von Leichtigkeit, auch von innerer Reinheit. Wie wahr diese natürlichen Gesetzmäßigkeiten sind, erkennen wir an den spirituellen Schulungen, die Menschen seit Jahrtausenden ersannen. Meditation und innere Einkehr, das Überwinden der Körperschwere, die geistige „Reinigung" finden am (frühen) Morgen statt. Reinigende Maßnahmen wie Entsäuerung, Darmreinigung, Ausleitungsverfahren usw. werden auch in Heilkuren auf den Morgen verlegt, damit der Mensch sich leicht fühlt und froh gestimmt ist. Wichtig ist für uns, dass wir beide Aspekte der Morgenphase verwirklichen.

Wenn das klar ist, wird auch klar, warum schon die früheren Gesundheitslehrer morgens frisch gepresste Obstsäfte empfahlen, denn diese haben eine reinigende und ausscheidende Wirkung. Indem wir sie morgens und vormittags einsetzen, baut sich unsere geistige Vitalität auf. Zu viel trockene Nahrung – das übliche „Kontinentalfrühstück" mit Brötchen, Käse, Wurst und Marmelade verlangt nach Kaffee, der in der üblichen starken Aufbereitung den Körper austrocknet.

Merke

- -

Die dynamische Aufbauphase des Tages dient vor allem der geistigen Tätigkeit. Reinigende Maßnahmen wie Entsäuerung, Darmreinigung, Ausleitungsverfahren usw. werden auf den Morgen verlegt, damit der Mensch sich leicht fühlt und froh gestimmt ist. Darum setzen wir morgens und vormittags frisch gepresste Obstsäfte ein, da sie eine reinigende und ausscheidende Wirkung haben.

- -

4.6.2 Entspannungsphase

Auch der zweite Teil des Tagesrhythmus besteht aus zwei gegenläufigen Energieströmen. Der rechts abwärtsgerichtete blaue Pfeil (→ Abb. 4.3) symbolisiert die geistige Entspannungsphase von etwa 14-18 Uhr. Die berühmte Schaffenskrise ab 15:30 Uhr mit bleierner Müdigkeit und dem Gefühl, dass die Zeit zäh dahin kriecht, kennt jeder. Die meisten Menschen versuchen, dieses „Energieloch" mit ein paar Tassen Filterkaffee zu füllen. Doch der Körper lässt sich nicht überlisten. Er verlangt seinen Tribut: mehr Ruhe und Verlangsamung der geistigen Dynamik. In manchen Kulturen gibt es deshalb eine mehrstündige „Siesta" = Ruhezeit.

Während dieser Phase braucht unser Organismus Ruhe und Entspannung, um Blut und Gewebe aufzubauen und die Nährstoffe an den Ort ihrer Bestimmung zu bringen. Das bedeutet, wir brauchen ab Mittag eine zellaufbauende Nahrung: „Grünzeug" in Gestalt von Salaten und Gemüsen, Kräutern und Gräsern sind optimale Nährstofflieferanten.

Essen wir mittags und abends in Eile, schlingen Berge von Rohkost in uns hinein, wird davon nur ein winziger Bruchteil an Nährstoffen vom Organismus aufgenommen. Stress ist der Tod der Nährstoffverwertung. Die größte Stressbelastung findet ausgerechnet mittags bis abends statt, wenn wir meinen, gegen Müdigkeit und Schlappheit ankämpfen zu müssen. Unter Stress, der eigentlich ein Überlebensmodus ist, schaltet der Organismus auf Sparflamme und schaltet alles ab, was nicht unmittelbar zum Überleben notwendig ist. Das heißt, nur das funktioniert, was zum Kampf und zur Flucht geeignet ist. Wir fliehen aber nicht, sondern harren aus; wir kämpfen auch nicht, sondern halten durch und gehen gleich in die Endfassung von Stress – in die Lähmung. Dadurch erlahmen noch mehr Körperfunktionen und der Geist wird noch dumpfer, als er ohnehin schon ist. Wenn wir dieses „Spiel" mit der Lebensenergie häufig betreiben, ist der Organismus dauerhaft auf Sparflamme tätig. Da nützt auch nicht das Joggen nach der Arbeit oder die Rohkostplatte mittags und abends. Die modernen, immer komplexer werdenden destruktiven chronischen Krankheiten sind das Resultat fehlenden Tagesrhythmus´. Ganz besonders betrifft das die aufbauende „Körperzeit" mittags und nachmittags.

Merke

Die entspannende Ruhephase zwischen Mittag und Abend dient dazu, Blut und Gewebe aufzubauen und die Nährstoffe an den Ort ihrer Bestimmung zu bringen. Das bedeutet, wir brauchen ab Mittag eine zellaufbauende Nahrung. „Grünzeug" in Gestalt von Salaten und Gemüsen, Kräutern und Gräsern sind dazu optimale Nährstofflieferanten. Ab Mittag sollte allmählich mehr Ruhe in die geistige Arbeit einkehren, damit die aufbauende Nahrung für den Organismus hundertprozentig verwertet werden kann.

Merke

Alle Säfte werden nicht wie Wasser getrunken, sondern in kleinen Schlückchen oder löffelweise gut eingespeichelt. Die Säfte werden immer frisch vor jeder Mahlzeit zubereitet und spätestens 5 Minuten später getrunken, da sie schnell oxidieren und dadurch aktive Enzyme verloren gehen.

4.7 Einfache Heilungsgesetze

Krankheit und Heilung unterliegen bestimmten Gesetzmäßigkeiten. Weder wird man zufällig krank, noch geschieht Heilung zufällig, weil Geist und Materie, Bewusstsein und Körper immer zusammenarbeiten. In jeder Zelle ist Bewusstsein. Das Bewusstsein hat viele verschiedene Ausdrucksformen. Dem entsprechend haben wir auch nicht nur eine Zellart, sondern viele verschiedene Organzellen. Daher drückt sich in jedem Organsystem ein Teil des Bewusstseins aus[1]. Die Weisheit unseres Organismus geht aber noch darüber hinaus. Er hat, solange wir leben, nur eines im „Sinn": überleben. Folglich verfügt er über Selbstheilungsstrategien und Kompensationsmuster. Die Abbildung 4.4 soll dies als einfache grafische Darstellung verdeutlichen.

4.7.1 Frühzeichen der Erkrankung
Ehe jemand chronisch krank wird, also über Monate und Jahre leidet, gibt es viele Frühzeichen, die meistens ignoriert werden. Dazu zählt an erster Stelle eine ständige Verschleimung. Man muss nur mal morgens Bus oder Bahn fahren und dem Gehuste und Räuspern zuhören. Auf der Straße häufen sich die ausgespuckten Schleimpfropfen. Niemand denkt darüber nach, sondern hastet an seine Arbeitsstelle. Der Körper versucht sich von Schleim und Schlacken zu befreien, die sich über Nacht in den Atemorganen angesammelt haben.

4.7.2 Kompensationsmechanismen
Wenn diese Haltung zum eigenen Körper über längere Zeit zur Gewohnheit wird, ist der Input von schleimender Nahrung, unterstützt

1   Siehe hierzu meine 12-bändige Schriftenreihe „Organ-Konflikt-Heilung", Narayana Verlag.

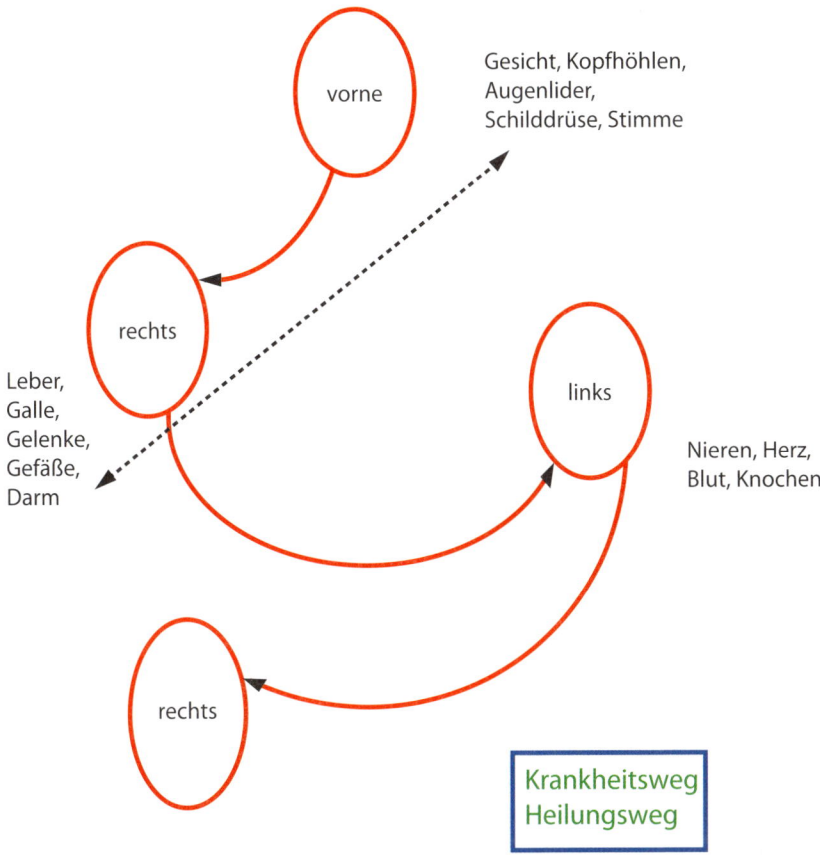

vorne

Gesicht, Kopfhöhlen,
Augenlider,
Schilddrüse, Stimme

rechts

Leber,
Galle,
Gelenke,
Gefäße,
Darm

links

Nieren, Herz,
Blut, Knochen

rechts

Krankheitsweg
Heilungsweg

Abb. 4.4: Kompensationsmuster von Krankheit und Heilung

durch flaches hektisches Atmen, größer als der Output, die Ausleitung. Das zeigt sich „vorne" (→ Abb. 4.4), das heißt im Gesicht und am Hals. Der typisch müde, erschöpfte Gesichtsausdruck, die fahle, graue, käsige Gesichtsfarbe, der geschwollene Hals, die monotone, schwache oder gar heisere Stimme, die sich oft räuspern muss und ein trockener oder schleimiger Husten sind typische Symptome. Dazu kommen die belasteten Stirn- und Nasennebenhöhlen. Die Nase ist nicht frei, sondern chronisch verstopft und der Mund beim Atmen offen. Dadurch gelangt zu viel kalte Luft in die Lungen und Bronchien. Die Nasenatmung dient ja dazu, die eingeatmete

Luft zu erwärmen. Die zu kühle oder kalte Luft unterkühlen die inneren Atemorgane und machen sie anfällig für Fremdstoffe wie Bakterien, Viren, Pilzsporen, Blüten- und Gräserpollen. Das Immunsystem wird geschwächt und ein Riesengeschrei über Nahrungsunverträglichkeit und Allergie erhebt sich. Haben sich genügend Schlacken angehäuft, muss der Körper kompensieren.

Um der ständigen Anflutung von schleim- und schlackenbildenden Stoffen Herr zu werden, laufen die Stoffwechsel-, Ausscheidungs- und Entgiftungsorgane auf Hochtouren. In diesem Prozess zeigt sich das Heilungsgesetz „Wie oben, so unten". Das Organsystem, das den ganzen Müll, der oben angehäuft wird, unten auszuscheiden trachtet, ist der Darm, genauer der Dünn- und Dickdarm. Dazwischen versucht der Leberfunktionskreis sein Bestes, das Stoffliche der Nahrung in Lebensenergie umzuwandeln. Ändert sich „oben" nichts, beginnt, alles zu leiden, was mit Stoffwechsel und Ausscheidung zu tun hat. Es entstehen rechtsseitige Symptome. Manche sind sichtbar und spürbar wie rechtsseitige Gelenk- und Muskelschmerzen, Völlegefühl oder Druckgefühl auf der Leberseite. Vieles läuft innerlich ab, indem Schlacken an den Gefäßwänden abgelagert werden. Arteriosklerose, Krampfadern, Venenentzündungen entwickeln sich. Verstopfung oder Durchfälle zeigen, dass die Darmflora und Darmperistaltik gestört ist.

Was ich hier nacheinander beschreibe zum leichteren Verständnis, sind in Wirklichkeit gleichzeitige Prozesse. In dem Maße, wie oben die Verschleimung voranschreitet, leidet unten der Darm. Wie eng das zusammenhängt, erkennen wir schnell, wenn wir bei einem Erkältungsanflug sofort den Darm reinigen. Dann kommt es gar nicht erst zu schweren Verlaufsformen von Sinusitis, Bronchitis, Erkältungserscheinungen und Grippe. Dann bleibt das Immunsystem aktiv. Warten wir aber, bis der Darm sich meldet und krank wird, hat der Körper von „vorne" nach „rechts" kompensiert und begonnen, Ablagerungen dort zu konservieren, wo Platz ist: in den Hohlorganen. Die Hohlorgane sind Durchgangsorgane, entweder röhrenförmig (Gefäße, Därme, Speise- und Luftröhre) oder beutelartig (Harn- und Gallenblase, Magen, Uterus). Auch wenn zunächst etwas in ihnen gespeichert und abgelagert wird (z.B. Gries, Verkalkung, Plaques), haben sie

doch Öffnungen, um Fremdstoffe auszuscheiden.

Die nächste schwerwiegendere Krankheitsstufe entsteht, wenn die Durchgangsorgane mehr und mehr verstopfen. Wir kennen das von Infarkten, Thrombosen, Koliken infolge von Steinbildung und Demenz. Nun läuft der Körper auf Hochtouren, um zum Leberstoffwechsel noch verstärkt den Nierenstoffwechsel hinzuzuschalten. Es ist eine Herkulesarbeit für die Nieren, die inzwischen angehäufte Harnsäure und die Giftstoffe nierengängig zu machen. Gleichzeitig versucht auch die Haut als „dritte Niere" verzweifelt, Giftstoffe auszuscheiden. Aber da steht ein weiteres Problem im Weg, denn viele Menschen können gar nicht mehr fiebern und schwitzen. Die natürlichen Ventile arbeiten nicht mehr. Das belastet wiederum die Nierentätigkeit. Es folgen durch die immer schwächer werdenden Nieren und Nebennieren schließlich gravierende hormonelle und Nervenstörungen, da sie eng zusammengehören. Hat eine chronische Krankheit diese tiefe Stufe erreicht, geht das in der Regel mit Hoffnungslosigkeit, Depression und Fatalismus einher. Aller Kampfgeist ist aus dem Menschen gewichen. Die konventionelle Medizin trägt das ihre dazu bei, indem großspurig Gott gespielt wird, Prognosen über Lebenserwartung, Todesnähe, Statistiken gestellt werden. Müssen wir auf dieser schwerwiegenden Stufe mit dem Heilungsprozess beginnen, braucht der Organismus Impulse, die die Nierenenergie stärken und das Immunsystem kräftig anregen. Psychisch bedeutet dies, wieder Mut zum Leben zu fassen, sicheren Boden unter den Füßen und Lebenskraft zu spüren. Dann kann der Nierenstoffwechsel leichter seine Entgiftungs- und Ausleitungsarbeit verrichten.

Merke

Mit dem gezielten Einsatz von Obstsäften am Morgen und Vormittag reinigen wir den Organismus:
- Fremdstoffe, Schleim und Schlacken werden leichter ausgeleitet.
- Obstsäfte helfen, zu entsäuern und den Säure-Basen-Ausgleich wiederherzustellen.

Mit dem gezielten Einsatz von Gemüsesäften am Mittag und Abend bauen wir den Organismus wieder auf:
- In der Ruhephase des Tages wird die Zellatmung angeregt.
- Das Immunsystem wird aktiviert.

- Die gesunde Zellteitung und Zellbildung angeregt.
- Körper und Geist vitalisiert.

Durch den gezielten Einsatz der Saft-Therapie am Morgen, Mittag und Abend werden alle Stoffwechselvorgänge aktiviert, der
- Leberstoffwechsel,
- Nierenstoffwechsel,
- Hautstoffwechsel,
- das gesamte exokrine und endokrine Drüsensystem,
- das Nervensystem, vor allem das vegetative wird von Regulationsstarren befreit und es wird eine
- körperliche Vitalisierung und positive psychisch-mentale Verfassung erreicht.

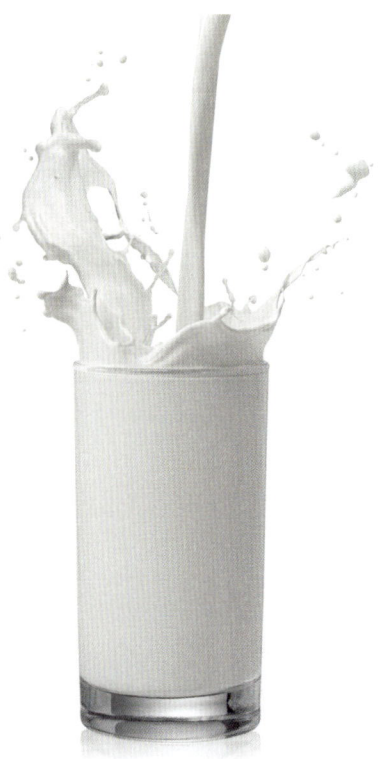

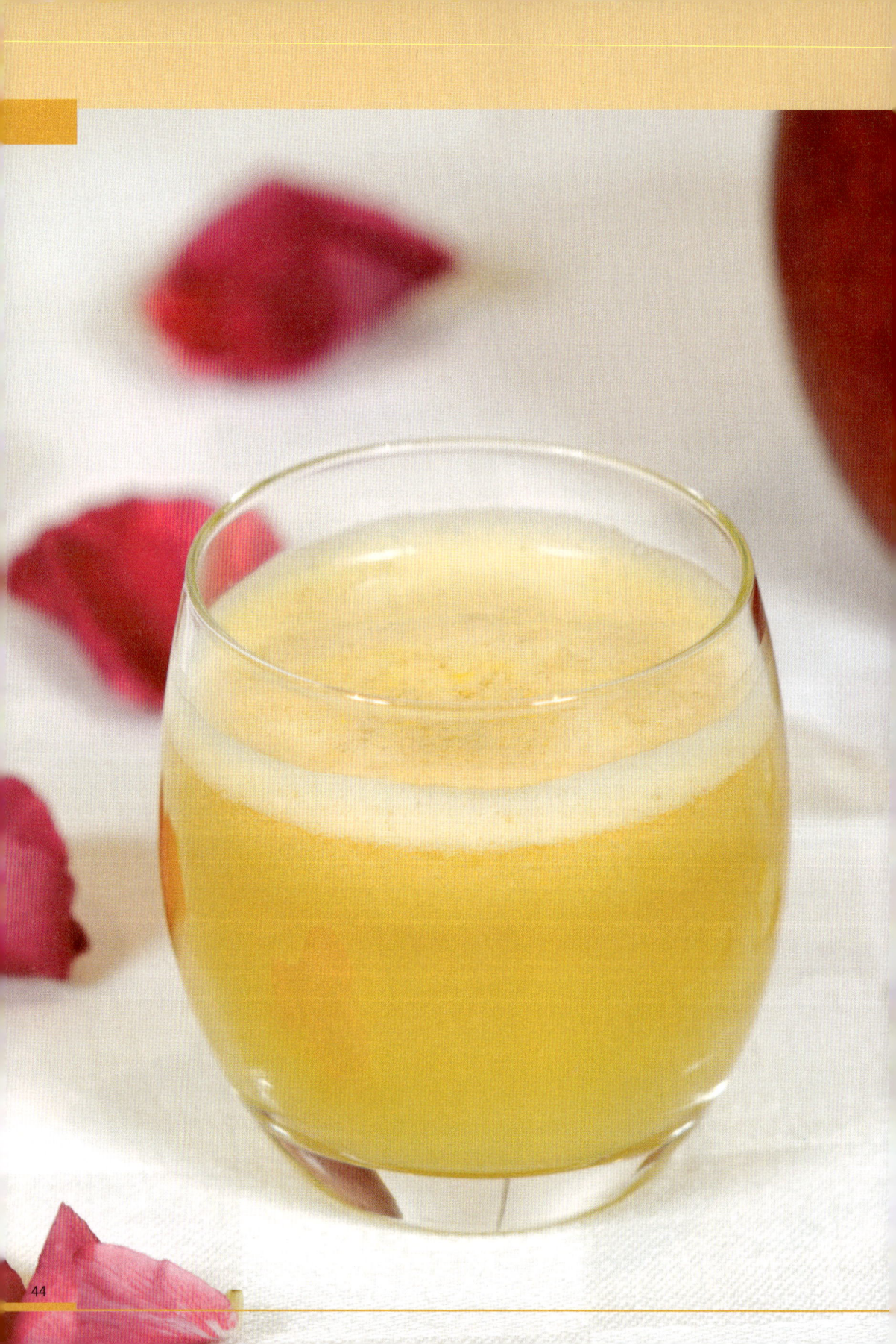

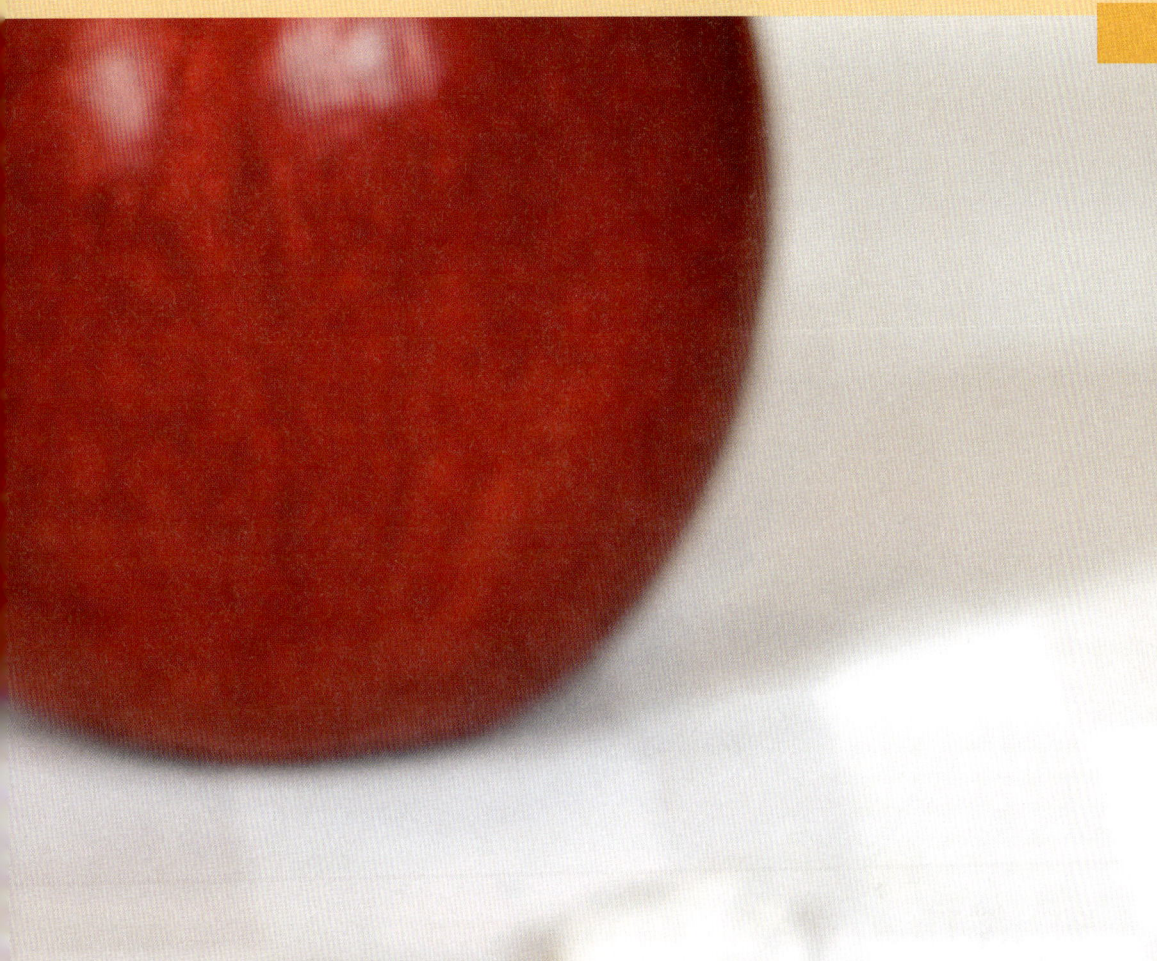

Saft-Therapie
für den Morgen

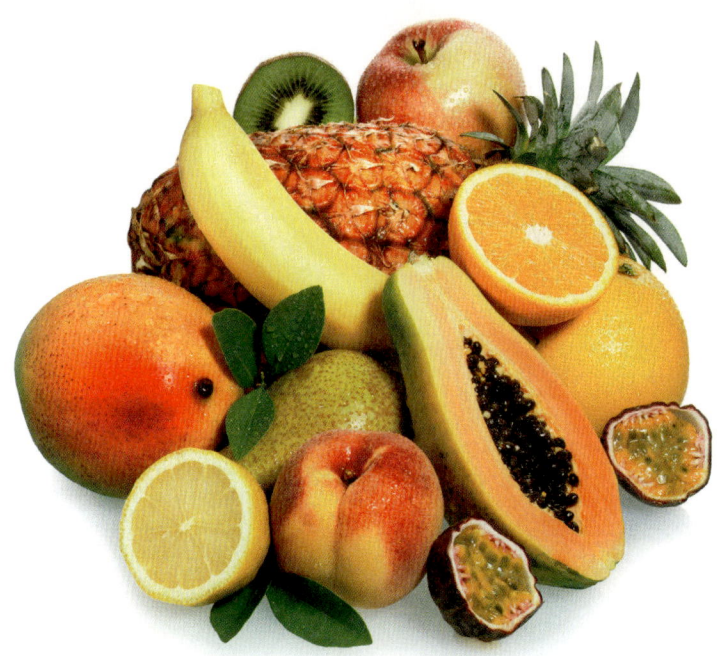

5 Saft-Therapie für den Morgen

Die morgendlichen Rohsäfte unterstützen das, was der Organismus will: Alles ins Fließen nach draußen bringen, damit die geistige Energie frei und leicht fließen kann. Am besten geeignet sind die in Tabelle 5.1 aufgeführten Obstsorten.

Tab. 5.1: Obst-Rohsäfte zur Reinigung und Ausscheidung

	Frucht	Nährstoffe	Eigenschaften und Wirkungen
	Ananas	Reich an Bromelain (Enzym), Kalium, Kalzium, Natrium, Schwefel, Chlor, Zitronen-, Malein- und Tartarinsäure	Entlastet die Bauchspeicheldrüse, baut Ödeme und Ablagerungen an den Gefäßwänden ab, verbessert die Durchblutung, senkt den Blutdruck, entspannt die Muskeln und hemmt Entzündungen. Durch Schwefel und Chlor findet eine gründliche Reinigung der Körpersäfte statt. Verdauungsfördernd und harntreibend.

Frucht	Nährstoffe	Eigenschaften und Wirkungen
Äpfel	Reich an Magnesium, Kalium, Eisen und Silizium	Verdauungsfördernd, baut Entzündungen ab, stärkt die Nierenfunktion und Muskeln.
Apfelsinen	Reich an Magnesium, Kalium, Eisen und Silizium, organische Zitronensäure und Vitamine A, B, C	Die Zitronensäure wird zur Base abgebaut, daher eine schnelle alkalische Wirkung auf einen übersäuerten Organismus. Ideal zur Darmsanierung bei Nikotin- und Alkoholentwöhnung.
Erdbeeren, Himbeeren, Heidelbeeren Preiselbeeren Brombeeren Stachelbeeren Aroniabeeren	Reich an Egallsäure, Kalium, viele Mineral-stoffe und natürlicher Zucker, Antioxidan-tien, Proanthocyani-dine, Antocyanidine, Vitamin A	Krebshemmend, indem sie krebserregende Stoffe eliminieren helfen und die Entwicklung der Gefäßver-sorgung von Tumoren blockieren. Reinigung sämtlicher Körperflüssigkeiten wie Blut, Lymphe, Liquor, Zell- und Gewebeflüssigkeit. Ideal bei Gefäßkrankheiten der Ar-terien und Venen. Große Hilfen bei Augenerkrankungen (Anthocyane). Merke: Aronia und Waldheidelbeere haben die größte antioxidative Wirkung aller Nahrungsmittel.
Grapefruit, rote Pampel-muse	Hoher Gehalt an na-türlicher Salizylsäure	Anorganische Kalziumablagerungen werden abgebaut und aufgelöst, Abbau von Verhärtungen und Tumoren, Griesbildung in Gallen- und Harnblase und sklerotische Ablagerungen in den Gefäßen.
Johannis-beeren, rote, weiße, schwarze	Reich an Kalium, Kal-zium, Eisen, Mangan, Magnesium, Vitamin C, B_3, B_5	Regt die Hormondrüsen an, baut Entzündungen ab und kräftigt die Nieren. Stärkt das Immunsystem und den Zellstoffwechsel.
Kirschen	Reich an Mineralstof-fen, Eisen, Silizium, Kalzium, Folsäure, Kalium, Vitamin C	Idealer Blutreiniger, regt Verdauungssäfte des Magens, Pankreas und Dünndarms an, wirkt harntreibend, reinigt Leber und Nieren, hilft bei Parodontose, Gicht und Rheuma.
Melonen	Reich an Wasser, Kali-um, Folsäure, Vitamin C, B_3 sehr alkalisch	Harntreibend, stärkt schwache Nieren, fördert die Zellat-mung und Blutbildung.
Orangen	Reich an Vitamin C, B_5, Biotin, Kalzium, Magnesium, Selen	Aktiviert alle Drüsen, Immunsystem, Blutbildung, Zell-stoffwechsel, stärkt Bindegewebe und Zahnfleisch.
Rote Grape-fruit	Reich an Vitamin C, Folsäure	Kräftigt Immunsystem, gesundes Zellwachstum, Zell-stoffwechsel und Hormonproduktion, hilft bei Krampf-adern, Hämorrhoiden, wirkt darmreinigend und baut die Darmflora auf.

Frucht	Nährstoffe	Eigenschaften und Wirkungen
Rote Trauben, weiße Traube	Reich an allen B-Vitaminen außer Vitamin B_{12}, Vitamin C, Magnesium, Mangan, Kalium	Bildet Basen und treibt Harnsäure aus dem Gewebe. Stellt schnell Energie bereit und regt bei Abgemagerten den Appetit an. Traubensaft ist in der Blutbehandlung wichtig, da er zu dünnes oder zu dickes Blut ausgleicht. Er hat eine Wirkung auf die Thrombozytenbildung (Blutplättchen), reinigt Nieren, Blase und Harnwege. Stimmungsaufheller und Nerventonikum!
Zitronen	Reich an Vitamin C	Aktiviert den Kalziumstoffwechsel für Knochen und Zähne, Immunsystem, Eisenverwertung im Blut, gesundes Zellwachstum, kräftigt die Blutgefäße und das Bindegewebe.

5.1 Rohsaft- Obstrezepte

Merke

- Zubereitung des Saftguts: Sie können Stängel, Blätter, Gräser und ganze Früchte in den Trichter des Walzenentsafters geben. Größeres Obst müssen Sie nur passend für die Trichtergröße zerteilen. Wenn das Obst gewaschen wurde, müssen Sie es nicht mehr abtrocknen, Sie können es sofort verwenden.
- Damit der Entsafter bei faserhaltigen Zutaten nicht verstopft, ist es ratsam, die Zutaten immer abwechselnd in den Trichter zu geben, damit er verschieden stark beansprucht wird.

Dosierung:
- Den Saft sofort schluckweise oder löffelweise gut einspeicheln und trinken.
- Warten Sie etwa 20 Minuten, bevor Sie ein Frühstück folgen lassen.

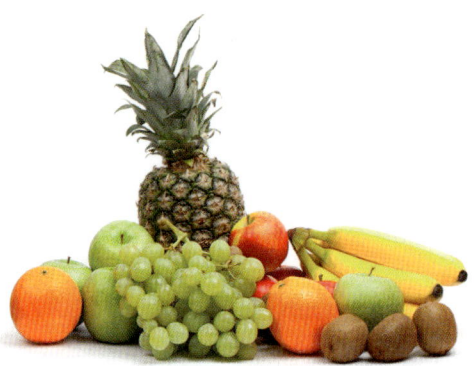

Merke

- Apfel und Ananas sind entgegen der allgemeinen Annahme neutral und können Obst- und Gemüsesäfte geschmacklich verfeinern. Ausnahme: Zitrusfrüchte.
- Von der Zitrone sollte immer nur ein kleines Stück in einen Saft gegeben werden.
- Zitrusfrüchte sollten immer als Einzelsaft getrunken werden, da sich die darin enthaltene Zitronensäure nicht mit anderen Obstsäuren verträgt.

1. Apfelsaft

> *Als Appetizer und ideale Basis, um alle am Morgen notwendigen Körperfunktionen in Gang zu bringen.*

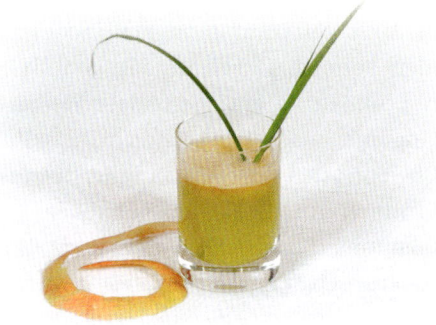

4 große Äpfel mit Kerngehäuse und Schale
1 Stängel Zitronengras

1. Äpfel waschen samt Schale und Kerngehäuse grob zerkleinern.
2. Zitronengras waschen.
3. Äpfel und Zitronengras abwechselnd in den Entsafter geben und auspressen.
4. Saft in ein Glas gießen und löffelweise genießen.

> *Tipp*

Diesen Saft können Sie so oft trinken, wie Sie wollen, auch noch am Nachmittag. Frisch gepresster Apfelsaft ist im Herbst am heilsamsten, wenn es frische Äpfel gibt und man sie vom Baum gepflücken und sofort auspressen kann. Aber auch zu anderen Jahreszeiten ist selbstverständlich der Apfelrohsaft von großem Wert, weil sich Äpfel gut lagern lassen.

2. Apfel-Ananas-Saft

> *Enzymreicher Rohsaft, den Sie morgens und noch einmal auf Wunsch nachmittags trinken können.*

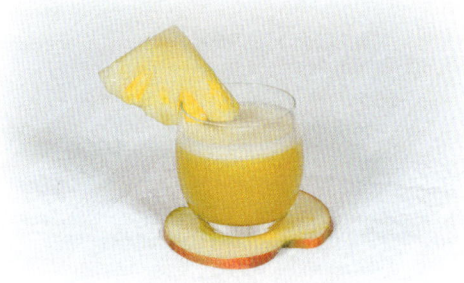

4 kleine oder mittelgroße Äpfel mit Kerngehäuse und Schale
1 Scheibe Ananas grob geschält. Es dürfen noch einige braune Schalenstellen bleiben.

1. Äpfel waschen und abtrocknen. Äpfel samt Schale und Kerngehäuse grob etwas zerkleinern.
2. Ananasscheibe der Länge nach in 3–4 Streifen schneiden.
3. Apfelstücke abwechselnd mit den Ananasstreifen in den Entsafter geben und auspressen.
4. Saft in ein Glas füllen und schluckweise oder löffelweise genießen.

> *Tipp*

Der Apfel-Ananas-Saft regt sehr stark den Stoffwechsel und das Drüsensystem an. Bei Krankheit oder momentaner Schwäche lieber nur ein Mal trinken und auswirken lassen, das heißt, mindestens ½ Stunde mit fester Nahrung warten.

3. Orangensaft

> *Der Fitmacher am Morgen.*

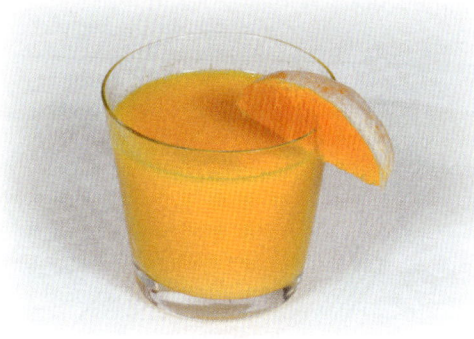

2–3 Bio-Orangen
1   kleines Stück Orangenschale (nur von
unbehandelter Orange)

1. Orangen schälen.
2. Orangen in grobe Stücke teilen, die in den Trichter passen.
3. Kerne mit auspressen.
4. Zwischendurch das kleine Stück Schale auspressen.
5. Saft in ein Glas füllen und löffelweise genießen.

Auf der Abbildung sehen Sie eine große Menge Orangensaft, die kurz ins Sonnenlicht gestellt wurde und von einer Arthrose-Patientin löffelweise innerhalb einer halben Stunde mehr gegessen als getrunken wurde. Das kurze Sonnenbad lädt im Frühling jeden Saft energetisch auf, weil der Frühling die stärkste aufbauende Kraft im Jahreslauf hat.

> **Tipp**

Die saftigsten Orangen kommen im März und April aus Sizilien, zu einer Zeit also, in der bei uns fast noch winterliche Verhältnisse herrschen, aber in Südeuropa schon kräftig die Sonne scheint und Orangen in Glashäusern und je nach Außentemperatur im Freiland geerntet werden können. Der Übergang vom Winter zum Frühling ist eine besondere Herausforderung für unser Immunsystem, das durch frisch gepressten Orangensaft unterstützt werden kann: Denn dieser enthält Orangenkernöl, das sanft den Leberstoffwechsel anregt. Damit die sklerotischen Ablagerungen in Venen und Arterien sowie der Gries in Harn- und Gallenblase ausgelöst und abtransportiert werden können, muss eine 3-wöchige Anwendung mehrmals im Frühling und Sommer pro Jahr durchgeführt werden, wenn es saftige Früchte gibt. Eine intensivere Wirkung hat der folgende Grapefruitsaft.

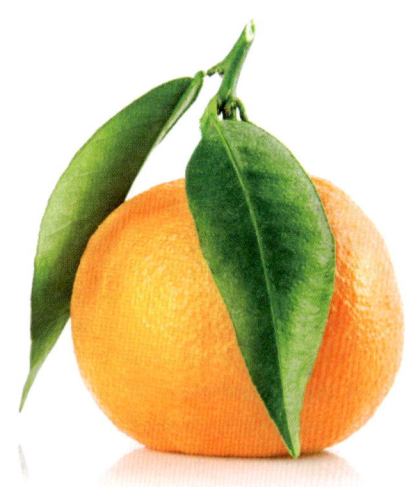

4. Grapefruitsaft

> *Der Saft für die „lachende Leber".*

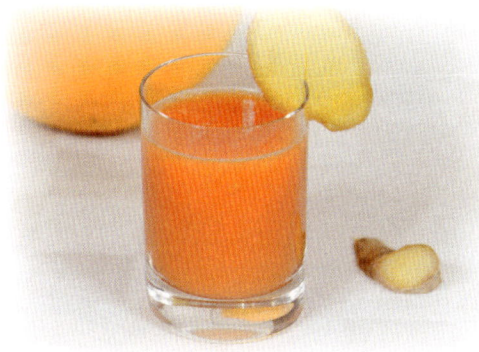

2 große rote Grapefruits
1 kleines Stück Ingwer

1. Grapefruits schälen und grob zerteilen (Kerne belassen), damit sie in den Trichter passen.
2. Ingwer mit Gemüsebürste säubern, nicht schälen.
3. Grapefruitstücke mit Kernen und das Stück Ingwer in den Entsafter geben.
4. Saft in ein Glas füllen und löffelweise oder schluckweise trinken.

> *Tipp*

Dieser Saft schmeckt etwas bitter und scharf. Aber er ist ausgezeichnet geeignet, um den Leberstoffwechsel komplett zu regenerieren und Schlacken aller Art aus dem Körper zu treiben. Der Ingwer ist wichtig, weil er den Magen wärmt, das Kernöl, weil es die Entgiftungsarbeit von Leber und Nieren aktiviert. Der Saft ist so intensiv, dass Sie ihn besser wöchentlich mit Orangensaft abwechseln.

5. Grapefruit-Orangen-Saft

> *Der Saft für die intensive Ausleitung am Morgen.*

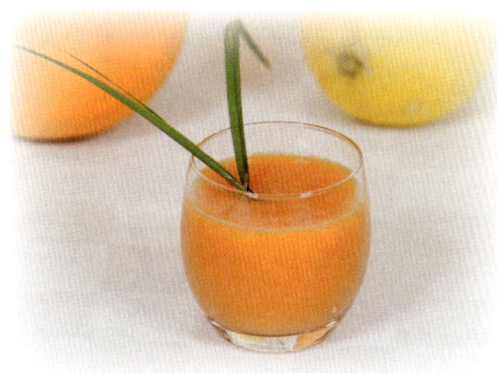

1 rote Grapefruit
2 Orangen
½ Zitrone
1 Stängel Zitronengras

1. Grapefruit, Orangen und Zitrone schälen, grob zerteilen (Kerne belassen).
2. Stängel Zitronengras abwaschen.
3. Grapefruit-, Orangen- und Zitronenstücke abwechselnd in den Entsafter geben und auspressen.
4. Saft in ein Glas füllen und langsam löffeln und gut einspeicheln.

> *Tipp*

Dieser Saft schmeckt scharf und regt intensiv den Leber- und Hautstoffwechsel an. Es kann bei Kranken zu regelrechten Schweißausbrüchen kommen, ein Zeichen, dass der Körper belastende Fremdstoffe loswerden will.

Merke

Selbstverständlich können alle Zitrusfrüchte wie Mandarinen und Clementinen, Orangen, gelbe und rote Grapefruits miteinander kombiniert werden. Das ist eher eine Frage des Geschmacks und der Experimentierlust. Doch kann ich aus Erfahrung sagen, dass die alten Sorten wie Orangen und Grapefruit in der Therapie die größte Heilwirkung haben. Alle Zitrusfrüchte haben die Eigenschaft, die Zitronensäure im Körper in Basen umzubauen. Daher sorgen sie für den Säuren-Basen-Ausgleich.

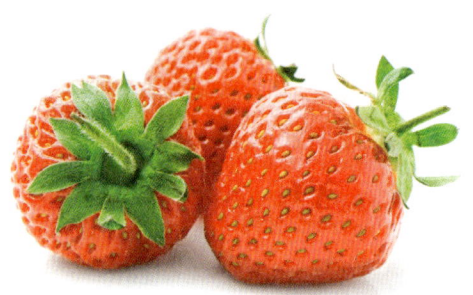

6. Ananas-Erdbeer-Saft

❯ Dieser köstliche Saft hat seine stärkste Heilwirkung zur Erdbeerzeit.

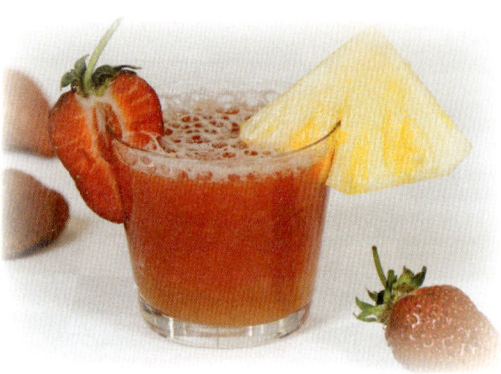

1 dicke Scheibe Ananas (etwa 2–3 cm)
300 g frische Erdbeeren

1. Von der Ananasscheibe die Rinde entfernen, dann die Scheibe der Länge nach in 2–3 Streifen schneiden.
2. Erdbeeren waschen, Stiele nur entfernen, wenn sie welk sind, sonst mit verwenden.
3. Ananasstreifen und Erdbeeren abwechselnd in den Entsafter geben.
4. Saft in ein Glas füllen und langsam löffeln und einspeicheln.

❯ Tipp
Er ist der Frühsommer-Radikalfänger par excellence, wenn sich über längere Zeit Giftstoffe in unserem Körper eingenistet haben und das Immunsystem mit der Eliminierung überfordert ist – sei es durch Stress, sei es durch Unachtsamkeit sich selbst gegenüber.

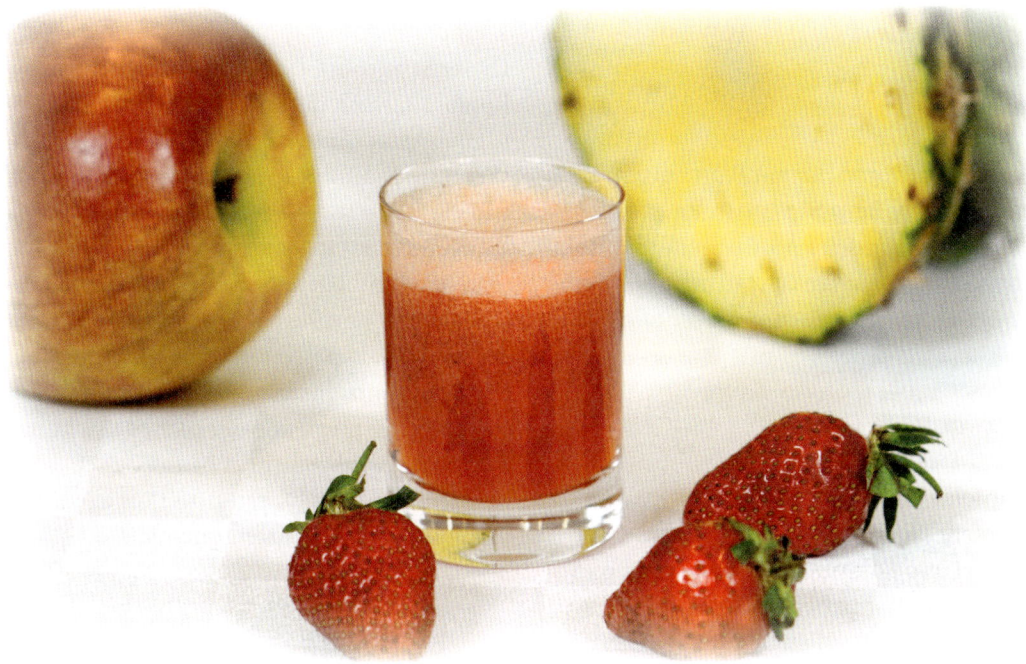

7. Erdbeer-Ananas-Saft mit Apfel

❯ *Dieser Saft baut Ablagerungen im Körper sanft ab.*

500 – 600 g frische Erdbeeren
1 dicke Scheibe Ananas (etwa 2–3 cm)
1 mittelgroßer Apfel
1 Stängel Zitronengras

1. Erdbeeren waschen, Stiele nur entfernen, wenn sie welk sind, sonst mit verwenden.
2. Rinde von der Ananasscheibe entfernen und die Scheibe der Länge nach in 2–3 Streifen schneiden.
3. Apfel waschen und grob zerteilen, Kerngehäuse mit verwenden, Stiel entfernen.
4. Zitronengras abwaschen.
5. Erdbeeren, Ananasstreifen und Apfelstücke in den Entsafter geben und auspressen.
6. Zitronengras zwischendurch auspressen.
7. Saft in ein Glas füllen und löffelweise genießen.

❯ *Tipp*
Bei diesem Saft steht die Heilwirkung der Erdbeeren im Zentrum. Doch die außerordentlich enzymreiche Ananas verstärkt die Wirkung der Erdbeeren bei degenerativen Krankheiten wie Krebs, Arthritis, Arteriosklerose, Herz-Kreislauf-Erkrankungen, Colitis ulcerosa, Morbus Crohn, Rheuma. Solange Erdbeeren aus unserer Klimazone im Frühsommer verfügbar sind, sollten Sie diese in allen Variationen essen, als Kombi-Saft mit Äpfeln oder/und Ananas genießen.

8. Apfelsaft mit Rosenblättern

> *Dieser Saft kann nur mit Blättern von Rosensträuchern hergestellt werden, die nicht chemisch behandelt sind. Entweder sie stammen aus dem eigenen Garten oder aus dem von Freunden biologischer Gartenpflege.*

8   kleine (oder 4 große) Äpfel
2   Hände Rosenblätter

1. Äpfel waschen und vierteln.
2. Rosenblätter eventuell kurz abbrausen.
3. Äpfel und Rosenblätter abwechselnd in den Entsafter geben und auspressen.
4. Saft in ein Glas füllen und löffelweise oder schluckweise genießen.

> *Tipp*

Dieser Saft gehört wie auch die folgenden in die Rosenzeit, wenn die erste, zweite oder gar dritte Blühphase duftende Blütenblätter beschert. Wenn sie zusammen mit Obst – hier mit Äpfeln – ausgepresst werden, gelangt eine winzige Menge Rosenöl in den Saft. Das genügt schon, um Herz- und Nierenzellen zu besserem Zellstoffwechsel anzuregen. Der Saft ist sehr gut geeignet, einen pessimistischen, geschwächten Menschen aufzuheitern, denn dem zarten Rosenduft kann niemand widerstehen. Nicht nur der Körper wird von altem Ballast befreit, auch der Geist wird von düsteren und vor allem von negativen Glaubenssätzen gereinigt.

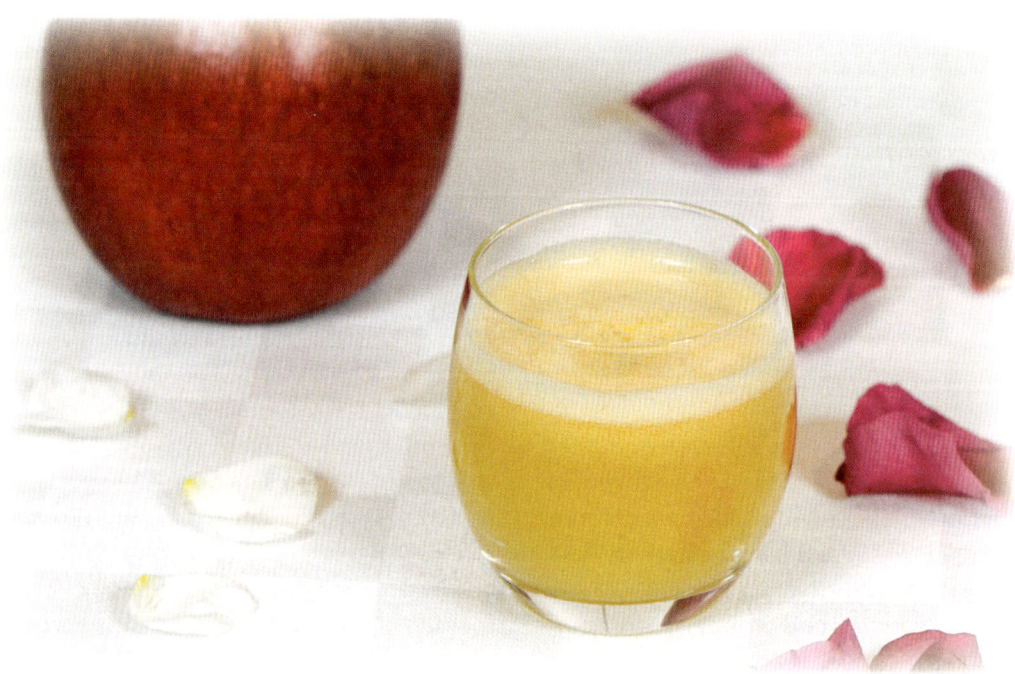

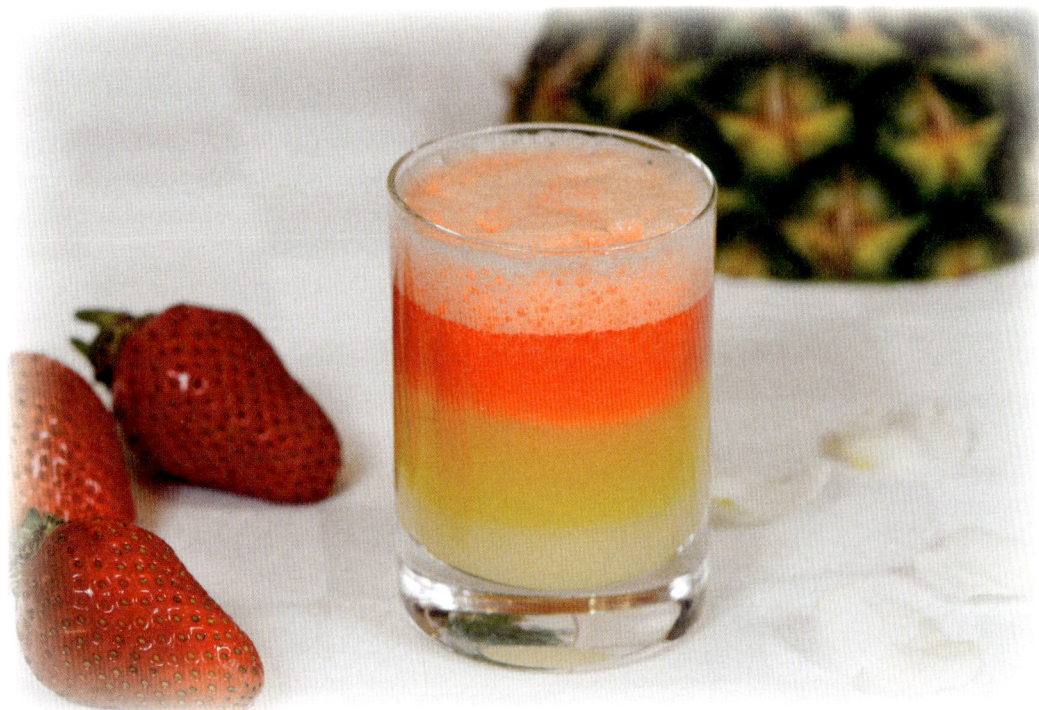

9. Erdbeer-Rosen-Saft

> *Köstlich schmeckender und wohlriechender Saft, der zudem nährstoffreich und sättigend ist und als vollständige Mahlzeit gelten kann.*

500–660g frische Erdbeeren
1 dicke Scheibe Ananas (2–3 cm)
1–2 Hände voll Rosenblätter (➜Hinweis Rezept 8)

1. Erdbeeren waschen, die Stiele verwenden, wenn sie nicht welk sind.
2. Ananasscheibe von der Rinde befreien und der Länge nach in 2–3 Streifen schneiden.
3. Erdbeeren, Ananasstreifen und Rosenblätter abwechselnd in den Entsafter geben und auspressen.
4. Saft in ein Glas füllen und schluckweise genießen.

> **Tipp**

Dieser Saft ist nicht nur köstlich in Geschmack und Duft, er ist so nährstoffreich und sättigend, dass Sie ihn als vollständige Mahlzeit wählen können. Das ist zum Beispiel beim Wunsch, ein paar Pfunde abzunehmen, ideal. Der Früh- und Hochsommer ist keine gute Zeit zum Fasten. Aber eine Kur mit Rosensäften mit allen möglichen Obstvariationen dient der Ausleitung ohne Hungergefühl.

10. Weißer Traubensaft mit Rosenblättern

> **Immunstärkend durch das in Kernen und Schale enthaltene Antioxidans Resveratrol, das die Körperzellen vor schädlichen Einflüssen schützt.**

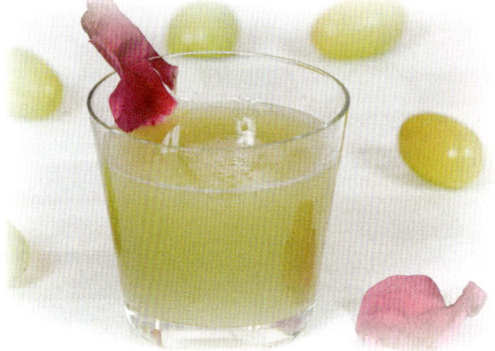

500 g frische Trauben
1–2 Hände voll Rosenblätter (➜ Rezept 8)

1. Trauben waschen.
2. Wenn Strunk und kleine Äste grün sind, diese mit verwenden und die Trauben in kleine Portionen teilen.
3. Wenn die Trauben schon älter sind, Strunk und Geäst entfernen.
4. Trauben und Rosenblätter abwechselnd in den Entsafter geben und auspressen.
5. Saft in ein Glas füllen und löffelweise genießen.

> **Tipp**

Im Herbst, wenn sowohl die Trauben reif, als auch viele Rosen verblüht sind, ist das Saftgemisch ideal, um das Blut einer Generalreinigung zu unterziehen. In den Kernen ist gerade so viel kostbares Traubenkernöl, dass alle Nährstoffe des Saftes optimal verwertet werden können. Dieser Saft ist in der Therapie besonders nützlich, wenn jemand unter Anämie, Blutschwäche oder aufgrund einer destruktiven Krankheit unter Blutgerinnungsstörungen leidet. Die Bildung gesunder Blutzellen ist genauso wichtig wie der Abbau degenerierter Blutzellen durch das Immunsystem. Da dieser Saft viele lebendige Enzyme vorweist, kann beides angeregt werden.

Patienten, die durch ihre Krankheit viel Gewicht verloren haben, spüren durch frisch gepressten Traubensaft, dass der Körper wieder aufgebaut wird. Sie sehen, dass auch die Obstsäfte aufbauende Kräfte haben, wenn genügend Enzyme aktiv sind. Doch ist auch hier das A und O die Befreiung des Körpers von Fremdstoffen und Giften.

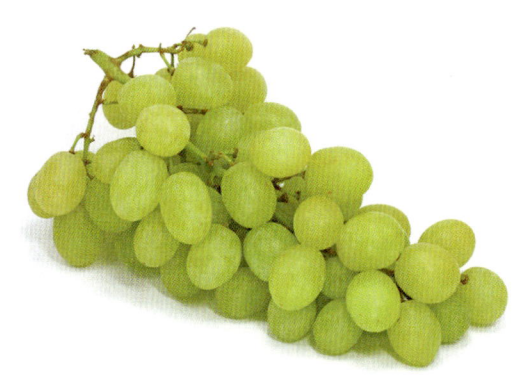

11. Weißer Traubensaft

> *Der Saft hilft, Schlackenablagerungen im Körper zu lösen und auszuscheiden.*

**500 g weiße Trauben
1 Stängel Zitronengras oder 1 kleines Stück ungeschälten Ingwer oder ein kleines Stück Zitrone je nach Vorliebe**

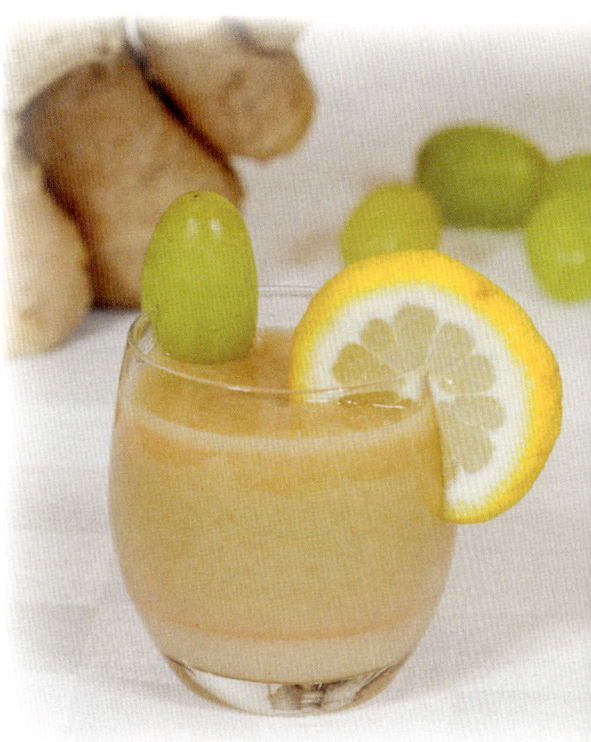

1. Trauben waschen.
2. Wenn die Trauben frisch sind, den Strunk und die Ästchen mit verwenden.
3. Traubenstrunk in kleine Portionen schneiden.
4. Trauben in kleinen Portionen in den Entsafter geben, zwischen den Portionen je nach Wahl Zitronengras oder Ingwer dazugeben und auspressen.
5. Saft in ein Glas füllen und löffelweise genießen.

> *Tipp*

Dieser Saft reinigt besonders intensiv den gesamten Harnapparat mit Nieren, Harnleitern und Harnblase von (eventuellen) Ablagerungen. Allerdings sollten Sie ihn eine Woche lang morgens löffelnd einnehmen, damit der Körper Zeit hat, sich auf die intensive „Entrümpelung" einzustellen. Nach einer Woche wäre es gut, zu einem anderen Obstsaft zu wechseln, um danach nach einer Woche den Traubensaft zu wiederholen.

Merke

Sie können selbstverständlich rote und weiße Trauben mischen. Nutzen Sie den Herbst, wenn es reichlich frische Trauben gibt, um ihren Organismus auf den Winter vorzubereiten, Blut und Nieren zu reinigen und das Immunsystem zu stärken!

12. Brombeer-Heidelbeer-Saft

> *Brombeeren und Heidelbeeren sind reich an Anthocyanen, die generell der Vorbeugung von degenerativen Prozessen im Körper dienen. Bei chronischen Krankheiten sind sie sehr als Immunstimulantien zu empfehlen.*
> *Der Saft ist besonders gut für die Augen.*

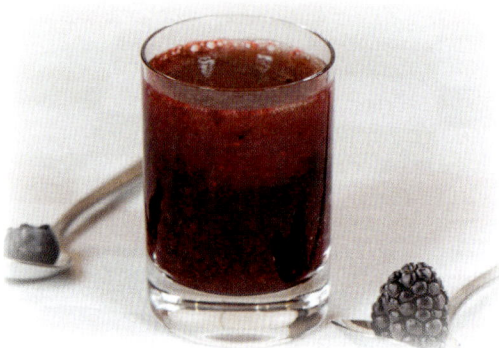

200–400 g Brombeeren
100–200 g Heidelbeeren

1. Brombeeren und Heidelbeeren waschen.
2. Brombeeren und Heidelbeeren abwechselnd in den Entsafter geben und auspressen.
3. Saft in ein Glas gießen und löffelweise einspeicheln und genießen.

> *Tipp*

Da die rot-schwarzen Beeren sehr stark wirken und nicht jeder Magen dafür gerüstet ist, empfehle ich, zunächst mit der Hälfte der oben genannten Menge zu beginnen und den etwas dicklichen Saft bei jedem Schluck tüchtig einzuspeicheln und langsam zu löffeln.

Merke

. . . .
Sie können alle in Tabelle 5.1 genannten Beeren einzeln oder gemischt entsaften.
. . . .

13. Aroniabeeren-Apfel-Saft

> *Dieser Saft ist einer der stärksten Immunstimulatoren.*

200 g Aroniabeeren
2–3 Äpfel

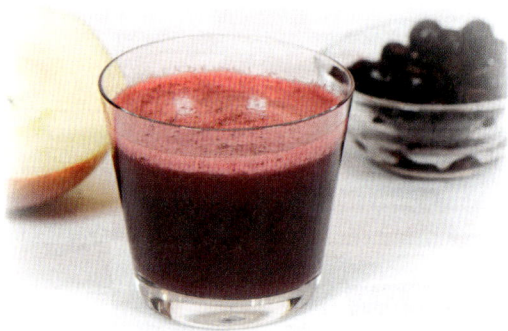

1. Aroniabeeren waschen.
2. Äpfel waschen und in grobe Stücke teilen, Schale und Kerngehäuse mit verwenden, Stiele entfernen.
3. Beeren und Apfelstücke abwechselnd in den Entsafter geben und auspressen.
4. Saft in ein Glas gießen und löffelweise genießen.

> ### Tipp

Die Aronia- oder Apfelbeeren sind zwar die wertvollsten Immunstimulatoren und liefern optimale Aufbaukräfte für die Augen, aber sie schmecken sehr sauer und bitter. Versüßt man sie, wie die im Handel angebotenen „Biosäfte", geht ein Großteil der therapeutisch einzigartigen Wirkstoffe verloren. Besonders in der ganzheitlichen Behandlung destruktiver Krankheiten wie Krebs oder Autoimmunerkrankungen machen wir uns die Vorrangstellung als Antioxidans. Ist nämlich die oxidative „Verseuchung" des Organismus fortgeschritten, erlahmt das Immunsystem immer schneller und bekommen die Zellen keinen Sauerstoff mehr.

Zur Geschmacksverfeinerung der Aroniabeeren empfehle ich an erster Stelle süße Äpfel. Im Sommer und Frühherbst sind Aroniabeeren frisch zu bekommen. Immer mehr Obstgärtner pflanzen die anspruchslosen Sträucher an und verkaufen die wertvollen Früchte. Sollten Sie einen Garten haben, setzen Sie unbedingt einen Aroniastrauch. Indem Sie frisch gepressten Aroniasaft zur Erntezeit trinken, vitalisieren Sie Ihr Immunsystem für den ganzen Winter im Voraus.

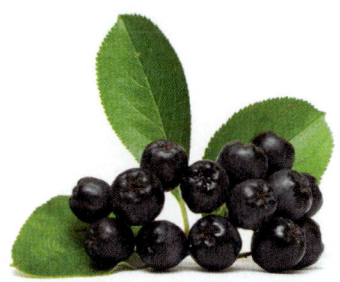

5.2 Säfte aus Obst und Gräsern

Der Zusatz von Gersten- oder Weizengras in Obstrohsäfte verdient besondere Aufmerksamkeit. Immer wieder stehen die Blutqualität und Immunleistung im Zentrum unserer Betrachtung[1]. Von beiden hängt sowohl die Stabilisierung der Gesundheit als auch die Heilung im Krankheitsfall ab.

Der bedeutendste Forscher zum Thema chlorophyllreicher Nahrungsmittel war der Japaner Yoshihide Hagiwara. Er widmete sich den ältesten Kulturpflanzen, den Gräsern. Obgleich im 19. Jahrhundert bereits die Lebensreformer Ann Wigmore und Norman Walker mit Weizengrassaft enorme Heilungserfolge in ihren Sanatorien bewirkten, ist es doch Yoshihide Hagiwara zu verdanken, dass er als Chemiker die Nährstoffwerte wissenschaftlich belegte. Die Blutbildung, Blutreinigung sowie das Immun- und Hormonsystem werden vom Gerstengras- und Weizengrassaft in höchstem Maße angeregt. Ein Patient von mir brachte es auf seinem Heilungsweg, als er die Grassäfte kennenlernte auf den Punkt: „Die sind ein Lazarus-Phänomen. Ich fühle mich, wie von den Toten auferstanden. Es bleibt mir gar nichts anderes übrig, als gesund zu werden!"

In Gräsern sind alle Vitamine der B-Gruppe enthalten. Beta-Carotin, das zu Vitamin A umgewandelt wird, ist zum Beispiel siebenmal höher als in Spinat und die B-Vitamine sind 30-mal höher als in Kuhmilch. Auch Vitamin C ist sechsmal höher als in Äpfeln. Ferner ist der Gehalt an pflanzlichen Proteinen sowie an Kalium und Kalzium enorm hoch. Für die Synthese von Hämoglobin zum Beispiel müssen

---

1 Siehe ausführlich mein Buch „Blut – flüssiges Bewusstsein", Band 1 der Reihe „Organ – Konflikt – Heilung", im Literaturverzeichnis.

im Blut ausreichend Eisen, Kupfer, Kalzium, Proteine und die Vitamine C, K, A, B_6, B_{12} und Folsäure vorhanden sein. Diese Nährstoffe sind in hohem Maße in chlorophyllreicher, also grüner Nahrung enthalten. Chlorophyllreiche Nahrung stimuliert sowohl die Blutbildung im Knochenmark als auch die Hämoglobinproduktion. Bekanntlich nützt es wenig, isolierte Eisenpräparate zu schlucken, um den Hämoglobingehalt im Blut zu steigern. Es wird nur ein winziger Teil der Eisensubstitution verwertet. Erst die Anwesenheit von Chlorophyll regt die Hämoglobinbildung an. Damit das geschieht, muss man die Ernährung umstellen auf mehr Frischkost und mehr grüne Pflanzenanteile.

5.2.1 Intensivste Kraft von Gerstengras

Hagiwara fand heraus, dass im Wachstum des **Gerstengrases** eine deutliche Zunahme der Nährstoffe entsteht und der Höhepunkt bei 20 cm Länge der Halme erreicht wird. Danach sinken die Werte, weil dann die Kraft nicht mehr in den Blättern gebraucht wird, sondern der eigentliche Halm mit der Ähre ausgetrieben wird und alle Kräfte der Pflanze dazu notwendig sind. Bis zum Zeitpunkt der Gerstengrasernte bei etwa 20 cm Länge reicht das Wurzelwerk nur ein Drittel, also knapp sieben Zentimeter in die Erde. Danach bilden sich stärkere Wurzeln, denn die Gerstenpflanze braucht eine stabile Statik, um den Halm mit den Körnern zu tragen. Der ideale Zeitpunkt für die Gewinnung eines hochwertigen Nahrungs- und damit Blutbildungsmittels liegt somit in der Phase, wenn die gesamte Kraft der Pflanze in die Grashalme geht. Das gilt auch für die beiden anderen chlorophyllreichen Gräser Kamut (Dinkelurform) und Weizen.

Ich füge noch **Buchweizengras** hinzu, dessen hohe Antikrebswirkung ich in Japan kennenlernte, obgleich mir Buchweizen seit Jahrzehnten bekannt ist. Doch war ich mehr auf die Körner fokussiert, nicht auf die grüne Pflanze, bevor sie die ährenähnlichen Gebilde austreibt. Buchweizen ist ein wildes Gras und hat sich bisher allen Versuchen, es künstlich zu düngen, zu kreuzen, zu „veredeln", standhaft widersetzt. Entweder Buchweizen wächst, wie er will oder er wächst nicht. Es zeugt von starkem Charakter und hoher Intelligenz, wenn sich eine Pflanze nicht durch menschliche Einmischungen manipulieren lässt.

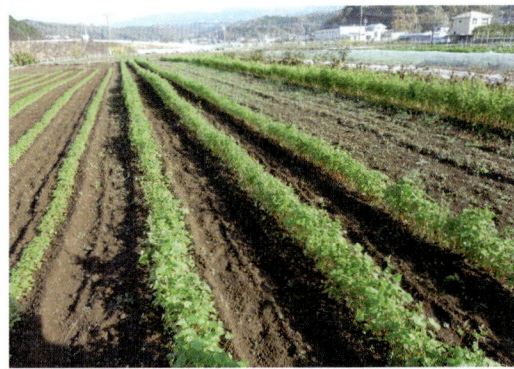

Abb. 5.1: Buchweizen in allen Wachstumsstadien

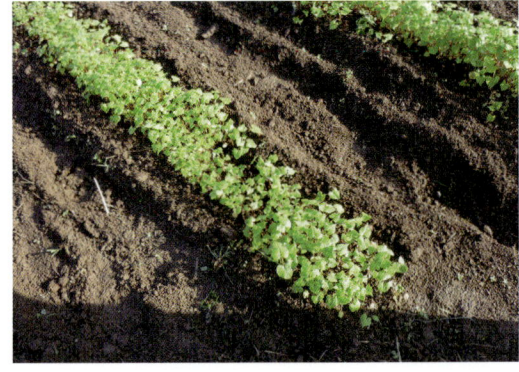

Abb. 5.2: Junges Buchweizengras

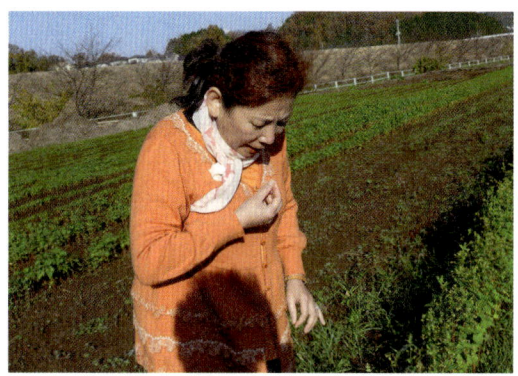

Abb. 5.3: Torako Yui nimmt eine Kostprobe der Buchweizen-Blütenknospen

5.2.2 Heilkräftiges Enzym

Bei den Gräser-Forschungen entdeckte man das **krebshemmende** Enzym **SOD** (**S**uperoxid **D**ismutase), das besonders reich im Gerstengras, aber auch in allen anderen Gräsern enthalten ist. Das Enzym SOD ist auch als **Neurotransmitter** (Überträgersubstanz) an der Reizleitung von Gehirnimpulsen zur Nervenfunktion beteiligt. Daher spielt es in der ganzheitlichen Behandlung von Multipler Sklerose und natürlich bei Krebs eine große Rolle. Gerstengras enthält 23 % vollwertiges Eiweiß mit allen lebenswichtigen Aminosäuren, Kohlenhydraten, Chlorophyll, ungesättigten Fettsäuren und Rohfasern als wertvollen Ballaststoff. Mit dem großen Aminosäurenanteil von 240 mg Glutaminsäure, einem wichtigen „Brennstoff" für das Gehirn und 110 mg Phenylalanin pro 10 g wird die Vitalität in Körper und Geist angefacht. Der hohe Chlorophyllgehalt wirkt entzündungshemmend und keimtötend.

Hier zunächst ein tabellarischer Überblick der gebräuchlichen Gräser (→ Tab. 5.2).

Tab. 5.2: Die wichtigsten Gräser

Gräser	Nährstoffe	Wirkung
Gerstengras, Weizengras	Komplette Vitamin B-Gruppe, reich an Chlorophyll, SOD, Beta-Carotin, Vitamin C, Folsäure, Eisen, Kalzium, Kupfer, Magnesium, Glutaminsäure, Phenylalanin, alle essenziellen Aminosäuren	Hemmt die Gefäßversorgung von Tumoren (Enzym SOD). Regt die Blutbildung, Bluterneuerung und Zellatmung an. Wirkt keimtötend, hilft bei vielen schweren chronischen Krankheiten als Basistherapie. Beste blut- und körperreinigende Wirkung, durch den hohen Chlorophyllgehalt, beste Sauerstoffaufnahme im Blut. Cholesterinsenkend durch Cholin (Vorstufe von Lecithin). Entgiftung der Leber, Lymphe, Nieren und Verdauungsorgane. Versorgung unterernährter Körperzellen. Steigerung der Zellteilungsrate.
Buchweizen-Grün	Reich an Rutin (Flavonoid), Vitamin C	Hemmt die Gefäßversorgung von Tumoren (Enzym SOD). Wirksam bei Venenerkrankungen, Krampfadern, Rheuma, Arthrose, Besenreisern, Couperose, kräftigt das Bindegewebe. Reguliert den Kreislauf und fördert die Durchblutung im ganzen Körper – auch in den kleinen Gefäßen und Kapillaren.

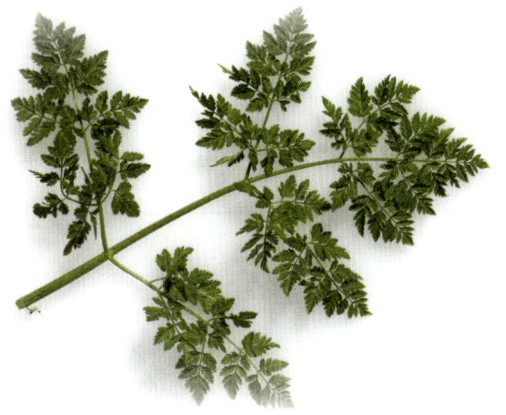

14. Ananas-Gerstengras-Saft

> *Ein Krafttrunk erster Klasse. Er schmeckt vorzüglich, da Grassaft einen süßlichen Geschmack hat, der durch die süße Ananas verstärkt wird.*

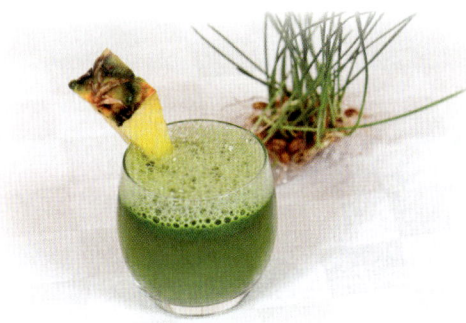

Praxistipp

- Gersten- und Weizengras ist leicht zu ziehen, wenn Sie folgende Regeln beachten.
- Füllen Sie eine Schale mit Bioerde. Streuen Sie darüber die keimfähigen Samen in Bioqualität[2].
- Bedecken Sie die Körner mit Erde gerade so viel, dass sie nicht mehr zu sehen sind.
- Gießen Sie das Samen-Erd-Gemisch, dass es gut feucht ist.
- Entweder Sie stellen das Gefäß für 2 Tage in einen dunklen Raum oder decken es mit einer Holzplatte zu, wenn es im Freien steht.
- Nach 2 Tagen stellen Sie das Gefäß ins Licht und gießen regelmäßig.
- Wenn die Grashalme etwa 15–20 cm lang sind, schneiden Sie jeden Tag ein Büschel ab und pressen es zusammen mit Obst oder Gemüse aus.

2 **Büschel Gerstengras (auch 1 Büschel Weizengras und 1 Büschel Gerstengras nach Belieben)**
1 **dicke Scheibe Ananas (2–3 cm)**

1. Ananasscheibe von der Rinde befreien und in 2–3 Streifen schneiden.
2. Gras kurz unters fließende Wasser halten und ausschütteln.
3. Ananasstreifen und Gras in kleinen Portionen abwechselnd in den Entsafter geben und auspressen.
4. Saft in ein Glas gießen und löffelweise genießen.

> *Tipp*

Zugegeben, der Saft sieht schrecklich aus, aber er schmeckt erstaunlich gut. Wem der Saft zu konzentriert ist, kann ein paar Apfelstücke mit auspressen.

15. Aroniabeeren-Gerstengras-Saft

› *Sehr bekömmlicher und sättigender Saft. Essen und trinken Sie danach nichts, damit die volle Nährstoffkraft vom Körper genutzt werden kann.*

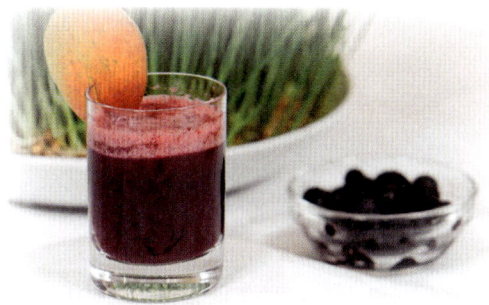

1 Handvoll Aroniabeeren
2 Büschel Gerstengras (nach Belieben auch Weizengras, Kamutgras)
2–3 kleine Äpfel

1. Aroniabeeren waschen.
2. Gras kurz unters fließende Wasser halten und ausschütteln.
3. Äpfel waschen, mit Schale und Kerngehäuse verwenden, Stiel entfernen und in grobe Stücke schneiden.
4. Aroniabeeren, Gerstengras und Äpfel in kleinen Portionen abwechselnd in den Entsafter geben und auspressen.
5. Saft in ein Glas gießen und löffelweise einnehmen.

› *Tipp*

Durch die Äpfel und den Grassaft wird der sauerbittere Geschmack der Aroniabeeren gemildert. Er ist sehr bekömmlich und sättigt.

16. Weizen-Gerstengras-Saft

› *Powertrunk für die Zellatmung.*

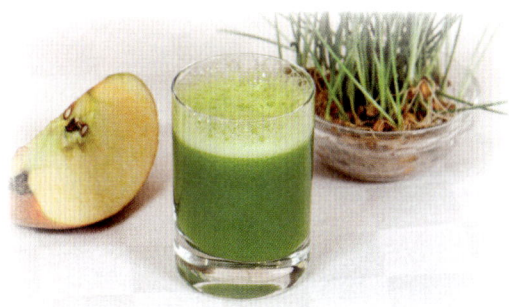

1 Büschel Weizengras
1 Büschel Gerstengras
1 Büschel Wildgras (von einer unbehandelten Wiese einfach ein Büschel pflücken)
3 Äpfel

1. Gras kurz unter fließendes Wasser halten und danach ausschütteln.
2. Äpfel waschen, mit Schale und Kerngehäuse verwenden, Stiele entfernen.
3. Äpfel und verschiedene Gräser in kleinen Portionen abwechselnd in den Entsafter geben und auspressen.
4. Saft in ein Glas gießen und löffelweise einnehmen.

› *Tipp*

Sobald Wildkräuter und Wildgras im Spiel sind, ist der Saft reich an Bitterstoffen, die enorm herzstärkend sind. Das süßliche Gras und die Äpfel mildern den Geschmack. Das Gemisch ist bei Immunschwäche sehr heilsam, da, wie gesagt, auch das Herz gestärkt wird.

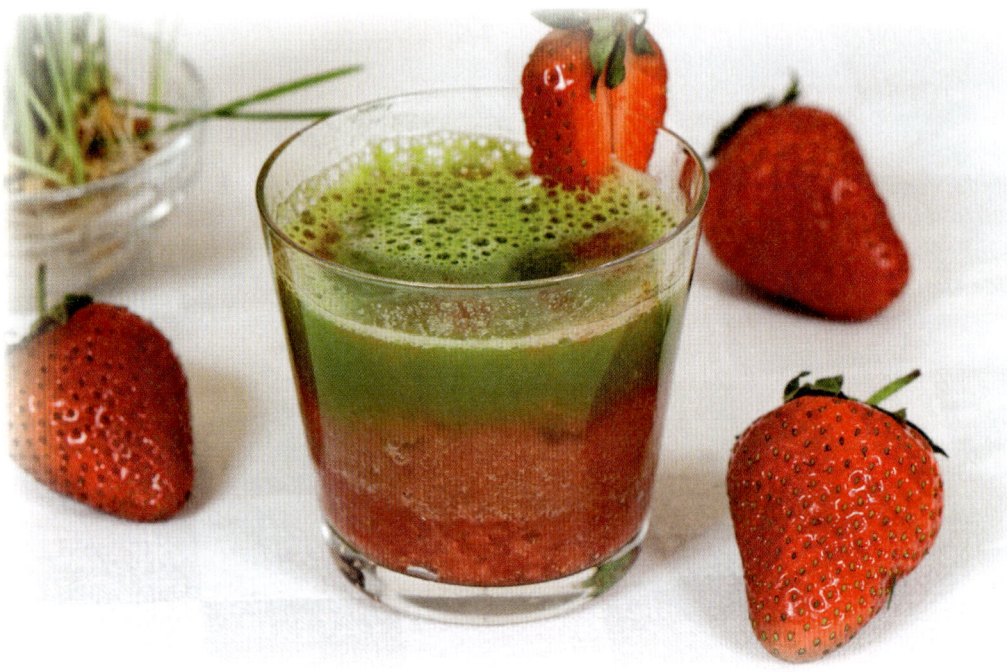

17. Erdbeeren-Gerstengras-Saft

❯ *Der etwas herb, aber ausgezeichnet schmeckende Saft hilft, den Körper von Fremdstoffen zu reinigen.*

500 g frische Erdbeeren
1 Büschel Gerstengras
1 Büschel Wildgras

1. Erdbeeren waschen, die Stiele verwenden, wenn sie nicht welk sind.
2. Gräser kurz unter fließendem Wasser waschen, dann ausschütteln.
3. Erdbeeren, Gräser in kleinen Portionen abwechselnd in den Entsafter geben und auspressen.
4. Saft in ein Glas gießen und löffelweise genießen.

❯ *Tipp*

Nutzen Sie immer die Gelegenheit, Erdbeeren frisch zu verarbeiten und die Stielblättchen mit zu verwenden, da sie wertvolle Mineralstoffe enthalten.

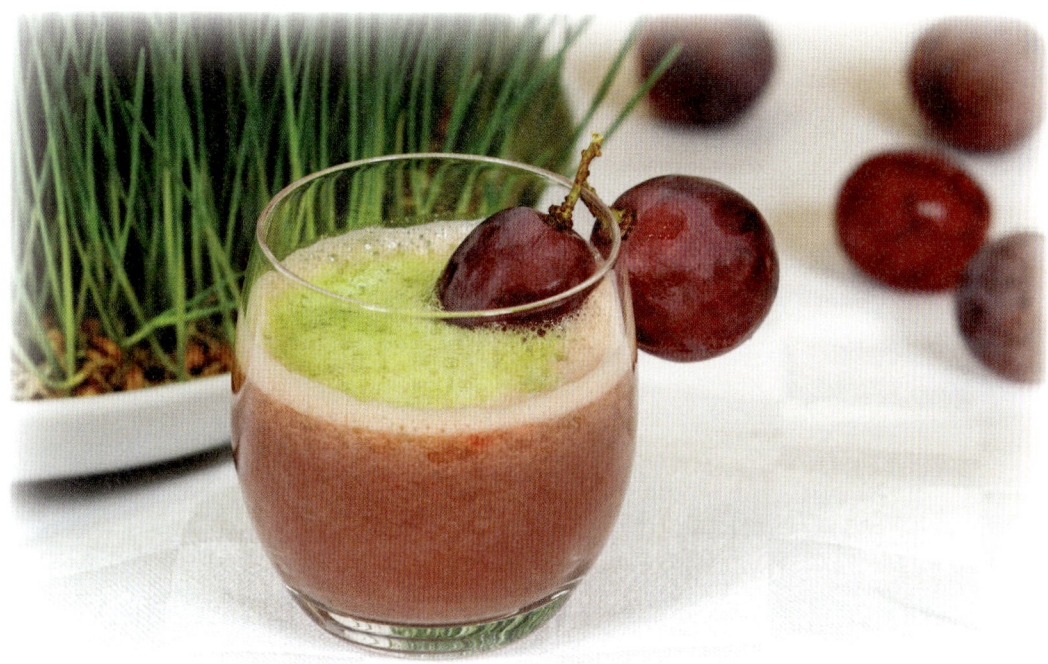

18. Trauben-Gerstengras-Saft

> *Dieser süße Saft sättigt sehr stark. Deshalb ist es besser, nichts danach zu essen.*

500 g rote Trauben
2 Büschel Gerstengras
2 mittelgroße Äpfel (oder 3 kleine)

1. Trauben waschen, Strunk mit auspressen, wenn er saftig und grün ist.
2. Trauben in kleine Portionen schneiden.
3. Gras kurz unter fließendem Wasser waschen, dann ausschütteln.
4. Äpfel waschen, mit Schale und Kerngehäuse verwenden, Stiel entfernen.
5. Trauben (je nachdem mit Strunk), Apfelstücke mit Kerngehäuse und Gras in kleinen Portionen abwechselnd in den Entsafter geben und auspressen.
6. Saft in ein Glas gießen und löffelweise oder schluckweise genießen.

> *Tipp*
Der sättigende Saft hat zugleich eine reinigende und blutbildende Wirkung. Wird dieser Saft im Herbst zur Traubenzeit für 1–2 Wochen morgens getrunken, verändern sich die Blutwerte schneller als durch jedes Medikament. Durch das Blutbild und den Lymphozyten-Funktionstest lässt sich nachweisen, dass die Nährstoffe eingelagert werden und die immunkompetenten Zellen tatsächlich aktiv sind.

Smoothies
oder
Dicksäfte

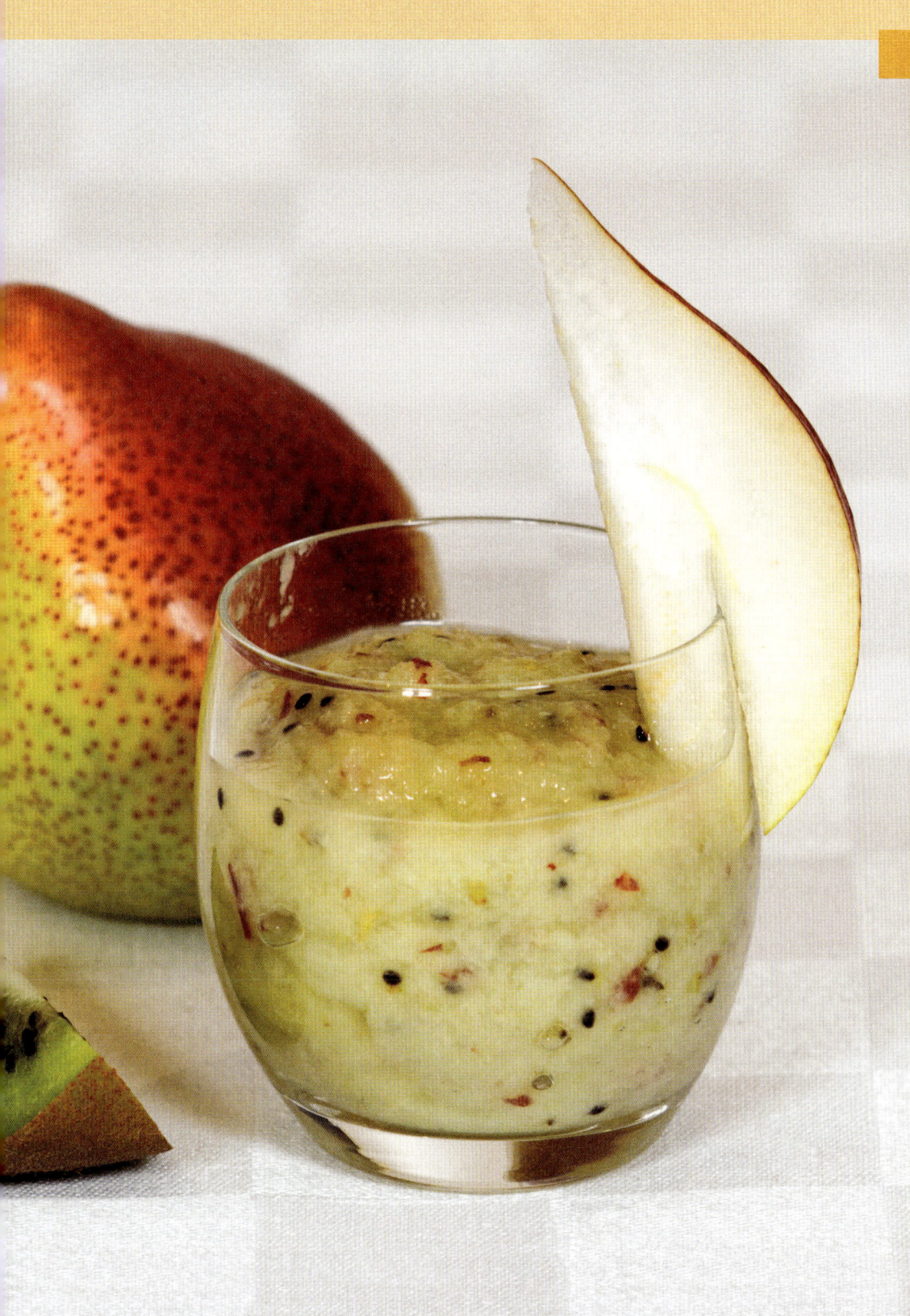

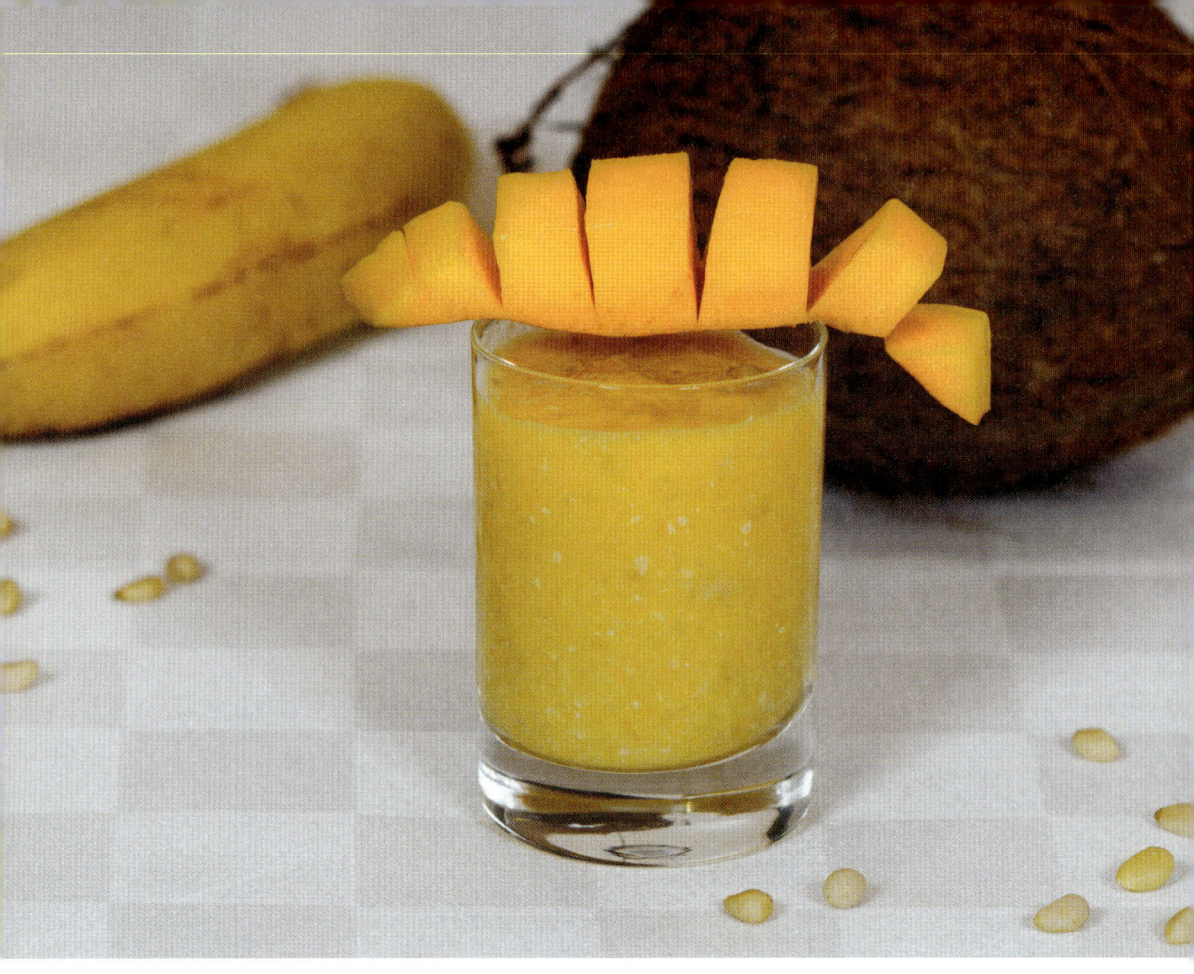

6 Smoothies oder Dicksäfte

Der deutsche Begriff für Smoothies – Dicksaft – hört sich sicherlich nicht so geschmeidig bzw. „smooth" an wie die Bezeichnung Smoothie. Doch der deutsche Begriff macht deutlich, worum es geht: Es handelt sich um einen dickflüssigen Saft, der in Richtung Püree gehen kann, je nachdem wie dick das Getränk ist.

▓ 6.1 Was tun bei mangelnder Verträglichkeit?

Inzwischen gibt es genügend Beschwerden über die mangelnde Verträglichkeit der Smoothies. Man trank sie in Mengen wie jedes andere Erfrischungsgetränk. An Bahnhöfen sah ich Menschen, eisgekühlte Smoothies in sich hinein schütten und auf Kursen traf ich Smoothie-Fans, ausgemergelt, blass, aber mit fanatischem Eifer missionierend. Ein Jahr später traf ich dieselben Kolleginnen, immer noch blass und bleich, zu dünn, nun nicht mehr begeistert, sondern klagend über heftige Magen-Darm-Störungen. Was war passiert? Was stimmte nicht mit den amerikanischen oder deutschen Rezepturen? Was amerikanische Mägen vertragen, weiß ich nicht. Unsere Mägen und Därme vertragen die üblichen Smoothie-Rezepte selten, Kranke gar nicht. Dennoch sind sie vom Grundsatz her hervorragende Heilmittel. Es gibt allerdings einige Kardinalfehler, die eine Unverträglichkeit provozieren und sich leicht vermeiden lassen.

Merke

Smoothies nicht mit Wasser verdünnen. Keinen Obstsaft, keinen Gemüsesaft sollte man mit Wasser verdünnen. Es ist, als würde man während des Essens den Speisebrei verdünnen, indem man nach jedem Bissen Wasser trinkt.

Auch die mit Wasser verdünnten Fertigprodukte von Biosäften verursachen Verdauungsstörungen. Sobald Wasser bei Obst und Gemüsesäften zugefügt wird, wird zu viel Säure produziert. Die harmonische Zusammensetzung von Mineralien, Vitaminen, Enzymen, Spurenelementen und den vielen anderen Nährstoffen in Obst und Gemüse wird gravierend gestört. Es ist sinnvoll, die ausgewogene Synergie einer Frucht oder einer Gemüsepflanze zu nutzen und sie nicht zu manipulieren.

Merke

Smoothies nicht trinken, sondern essen. Flüssige Nahrungsmittel müssen eingespeichelt werden wie jede andere Nahrung. Smoothies sollte man löffelweise zu sich nehmen.

Smoothies sind hochwirksame Nahrungsmittel. Vor allem die aus Gemüsepflanzen bestehenden grünen Smoothies haben es in sich. Sie sind hoch alkalisch. Gelangen sie in größeren Mengen in den Magen, werden die Magensäfte zu alkalisch und es kann sich innerhalb kürzester Zeit eine Alkalose entwickeln, die der Gesundheit ganz und gar abträglich ist. Der moderne Mensch ist so sauer, so übersäuert, dass man diesen Zustand nicht mit dem „Dampfhammer"

eines extrem alkalischen Getränks aufheben kann. Deshalb muss man besonders bei grünen Smoothies die Menge langsam steigern. Lieber mit 1 EL beginnen. Es geht ja bei der Heilwirkung um die Qualität, nicht um die Quantität!

Merke

Keine Bananen bei Gemüse-Smoothies zur Geschmacksabrundung verwenden.

Die Zusammensetzung der üblichen Smoothies lässt sehr zu wünschen übrig. So wie bei einer Mahlzeit Bananen nicht mit gedünstetem Gemüse oder mit Blattsalat kombiniert werden können, so hat auch die Banane nichts in grünen Smoothies zu suchen. Natürlich kann man alles essen, alles mit allem kombinieren. Aber mit Esskultur und Nutzung der Nähstoffe hat das nichts zu tun.

Mein Maßstab sind immer die Patienten. Bananen sind zum Beispiel hervorragende Heilmittel bei Magen-Darm-Erkrankungen wie Colitis ulcerosa oder Morbus Crohn. Doch sie richten verheerende Fehlverdauungen an, wenn sie mit grünem Gemüse gemixt werden.

Das Argument, grüne Smoothies müssten geschmacklich verfeinert werden, ist gültig. Aber es gibt bessere Lösungen als süße Bananen mit Gemüsepflanzen zu kombinieren.

6.2 Besonderheiten der Smoothies

Der Rohsaft wird ausgepresst und dabei bleibt weitgehend die Zellulose als Trester übrig. Der Smoothie-Dicksaft entsteht durch einen hochtourigen Mixer (→ Abb. 2.1) und besteht immer aus mehreren Ingredienzen. Er ist also ein Mixgetränk, während man den Rohsaft aus einer einzelnen Obst- oder Gemüsefrucht gewinnen kann, sofern sie genügend Saft abgibt.

Ballaststoffreiche Mixgetränke

Die Zellulose ist die stabile Struktur einer Pflanze. Ihre Nährwerte sind in den Zellen gespeichert und diese Zellen sind wiederum aus stabilem Material beschaffen. Damit die Nährstoffe besonders von Gemüse für den menschlichen Organismus verdaut werden können, müssen die Zellwände aufgebrochen werden. Das geschieht im günstigsten Fall durch gründliches Kauen und Einspeicheln. Dabei entsteht

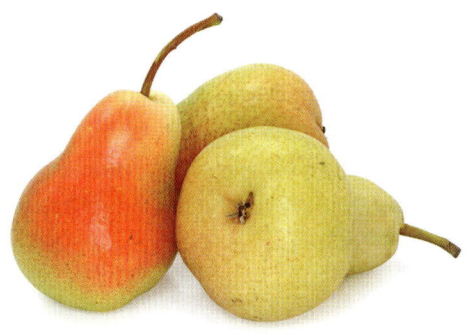

sozusagen ein „Ur-Smoothie" im Mund. Nun sind im Gemüse, Salat und Obst Proteine, die nur aufgeschlossen werden können, wenn dieser Speisebrei in den Magen gelangt und dort genügend Salzsäure vorhanden ist (pH-Wert zwischen 1–2). Beim Verdauungsprozess im Magen sollte nicht die Hauptarbeit im Zerkleinern bestehen, weil jemand zu wenig gekaut hat, sondern ein Großteil der Mineralien und Vitamine freigesetzt werden.

Diesen Vorgang imitieren wir bei der Herstellung von Smoothies. Der hochtourige Mixer „kaut" die Ingredienzen vor, bricht ihre Zellwände auf und macht auf diese Weise die Zellulose, die Ballaststoffe verdaulich. Dazu muss natürlich genügend Flüssigkeit vorhanden sein. Wie im Mund

beim Kauen und Einspeicheln die Oberfläche des Nahrungshappens um ein Vielfaches vergrößert wird, geschieht dies auch im Mixer. Die Nährstoffteilchen bieten eine größere Angriffsfläche für die Verdauungssäfte. Das hat den Vorteil, dass der Nahrungsbrei nicht lange im Magen verweilt, dadurch weniger Salzsäure produziert werden muss, sondern schnell an den Dünndarm abgegeben wird. Die Ballaststoffe, die vor allem im grünen Gemüse und in faserreichen Früchten reichlich vorhanden sind, werden bei den Smoothies genutzt und stehen im Mittelpunkt.

Wann Smoothies und wann Rohsäfte?

Damit die gesundheitliche Bedeutung der Smoothies klar wird, ziehe ich den Vergleich mit den Rohsäften heran.

Praxistipp

Rohsäfte sind ballaststoffarm und können daher sogar kachektischen, magen- und darmkranken Patienten helfen, den Körper schnell wieder aufzubauen. Sie regen den Appetit an, reinigen in Gestalt von Obstsäften den Körper von Giften am Morgen und bauen Zellen und Gewebe in Gestalt von Gemüsesäften am Nachmittag auf.

Sobald die Magenschleimhaut aufgebaut und die Darmflora wieder regeneriert ist, sollte ballaststoffreiche Nahrung den Speiseplan erweitern. Das ist die große Stunde der **Smoothies!**

Merke

Auch bei Gesunden ist die Rangfolge Rohsaft – Dicksaft sinnvoll, um den Körper zu entgiften, den Stoffwechsel und die Ausscheidung anzuregen.

- Zuerst den Körper entlasten = Rohsäfte löffeln und gut einspeicheln,
- dann den Körper fordern = Dicksäfte löffeln und gut einspeicheln.

. . . .

Wirkung der Ballaststoffe

Ballaststoffe haben eine eigene, großartige Heilwirkung. Die Regulierung der Darmentleerung ist bekannt. „Fasten-Kurärzte" wissen von je her, dass ballaststoffreiche Nahrung die Herzleistung, die Immunkraft stärkt, den Cholesterinspiegel ausgleicht, krebserzeugende Stoffe bindet und der Bildung von Gallensteinen vorbeugt. Eine ballaststoffreiche Nahrung ist nicht mit trockenem, stärkehaltigem Fast Food oder „Körnernahrung" zu verwechseln. Im Obst und vor allem im grünen Blattgemüse sind alle Nährstoffe – Vitamine, Mineralien, Aminosäuren, Spurenelemente, sekundäre Pflanzenstoffe[1] – enthalten, die unser Organismus benötigt. In jeder Frucht und Pflanze ist genau so viel Flüssigkeit vorhanden, wie für die Verdaulichkeit nötig ist. Durch die Ballaststoffe wird der Körper aber erst herausgefordert, alle Stoffwechselvorgänge zu beschleunigen.

Damit kehren wir zur Bedeutung der Smoothies zurück:
- Der gesunde Effekt ballaststoffreicher Smoothies beschert ein reges Immunsystem,
- eine optimale Sekretion der endogenen Hormondrüsen und exogenen Verdauungsdrüsen und
- die bestmögliche Nerven- und Gehirnleistung.

Da in den Smoothies die Ballaststoffe ganz bewusst genutzt werden, ist aber auch eine optimale Verdauung und Verwertung der Nährstoffe notwendig. Das geschieht, indem ein Smoothie löffelweise eingespeichelt und „geschmaut" wird. Schmausen und Kauen ergeben zusammen ein Schmauen. Durch die Kaubewegung wird genügend Speichel sezerniert und dadurch in einem zweiten Prozess der Speisebrei vorverdaut. Was dann in den Magen gelangt, ist gewissermaßen zwei Mal gekaut: einmal im Mixer, dann im Mund.

Merke

. . . .

Smoothies sind konzentrierte Nahrung und werden vom Organismus nur dann optimal verwertet, wenn sie durch Schmauen verdaulich gemacht werden.

. . . .

6.3 Zutaten für Smoothies am Morgen

Die mit Obst zubereiteten Smoothies dienen genauso wie die Rohsäfte der Reinigung von Blut, Gewebe und Lymphe. Doch sie sättigen mehr und sie enthalten viele Ballaststoffe. Das heißt, Magen und Darm sollten so weit funktionsfähig sein, um sie zu verdauen. Aber die Natur hält wunderbar geeignete Früchte bereit. Es sind die faserreichen Obstsorten, die sich zum Auspressen nicht eignen, wohl aber zum Pürieren. Unter ihnen finden wir hauptsächlich tropische Früchte, die besonders enzymreich sind und daher ideal für sämtliche Stoffwechselvorgänge im Organismus (Tab. 6.1).

---

1   Dazu zählen vor allem die natürlichen Farbstoffe.

	Früchte	Nährstoffe	Wirkung
	Aprikosen	Reich an organischem Eisen, Silizium	Bildung von Erythrozyten, stabilisiert das Bindegewebe.
	Bananen	Kalium, Kohlenhydrate, Proteine, ungesättigte Fettsäuren, viel Wasser (73% in 100 g), 11 Vitamine, viele Mineralstoffe und Spurenelemente, Zink, Selen, Fluor	In der Rekonvaleszenz, im Aufbau von Gewebe, entwässert Ödeme, gleicht Cholesterin aus (weniger LDL, mehr HDL), bei Darmdivertikel, Colitis ulcerosa, Ulcus duodeni, Magengeschwür, bei Gewichtsreduktion (wenig Kalorien + hoher Sättigungsgrad). Stärkt die Zähne durch natürliches Fluor.
	Birnen	Reich an Folsäure, Vitamin C, Kalium	Sehr alkalisch; seine harntreibende Kraft ist für die wässrigen Ausscheidungen von großem Wert. Bei Nieren- und Blasenschwäche. Bei Patienten, die früher einmal Fieber und Schweiß unterdrückten, werden diese wichtigen Ventilfunktionen des Immunsystems wieder aktiviert. Hilft bei der Ausleitung von Giften und Schwermetallen.
	Kaki	Kalzium, Jod, Eisen, Betacarotin, Vitamin A, Lycopin, Vitamin C	Kaki als Heilmittel und Jodlieferant, gleicht eine Überfunktion der Schilddrüse aus, entschleimt das Atemsystem und den Darm, saniert den Darm gegen zu viele Kolibakterien, ist stimmungsaufhellend (psychoaktiv).
	Kiwi	Viel Vitamin C (auf 100 g 100–200 mg), Vitamin E, Vitamine B_1, B_2, B_6, Folsäure, Kalium, Kalzium, Magnesium, Natrium, Phosphor, Eisen, Fettsäuren, Serotonin, Pektin, Lutein, Inositol	Stärkt Knochen und Zähne, baut sklerotische Ablagerungen ab, stimuliert alle Stoffwechselvorgänge. Beugt bei Schwangeren Missbildungen des Fötus vor, gleicht den Cholesterinspiegel aus, sehr guter Radikalfänger, steigert die Konzentrationsfähigkeit und Herzkraft. Schützt vor Makuladegeneration (Lutein), stabilisiert den Blutzucker (Inositol).
	Mango	Enzym Mangiferin, alle essenziellen Aminosäuren	Aktiviert den gesamten Stoffwechsel, reinigt den Darm von Eiweißschlacken, stärkt Gedächtnis, Atemsystem, Immunsystem, wirkt bei Viren-, Bakterien-, Pilzbelastung, anregend und reinigend auf Spermien!

Tab. 6.1: Früchte für die Smoothie-Zubereitung

	Früchte	Nährstoffe	Wirkung
	Nektari-nen	Reich an Kalium, Natrium, Kalzium	Idealer Reiniger der Körpersäfte (Blut, Lymphe, Liquor).
	Papaya	Papain, Kalzium, Selen, Magnesium, Eisen, Kalium	Osteoporose- und Krebs-Prophylaxe, optimale Wundheilung, reinigt den Körper von totem Gewebe, antiseptische Wirkung, normalisiert den pH-Wert des Darms.
	Pfirsiche	Reich an Kalium, Natrium, Kalzium, sehr alkalisch. Reich an Carotin und Pflan-zenschutzstoffen (Xanto-phylle), Magnesium, Zink, Selen, Vitamin B$_3$	Regen die Verdauungssäfte des Magens, Pan-kreas und Dünndarms an, wirken abführend und harntreibend, stärken schwache Nieren und Harnblase. Stärken das Immunsystem, Bindege-webe, wirken entwässernd, wehren freie Radikale ab. Nerventonikum.
	Pflaumen, Zwetsch-gen	Reich an Kalium, Kalzium, Magnesium, Phosphor, alle B-Vitamine außer B$_{12}$, ungesättigte Fettsäuren (in der Schale)	Optimieren den Kohlenhydratstoffwechsel, stärkt die Membran der Zellen, das Herz und Immunsy-stem, reinigt den Darm. Nerventonikum! Regen die Verdauungssäfte des Magens, Pankreas und Dünndarms an, stark abführend, daher nur kleine Mengen trinken.

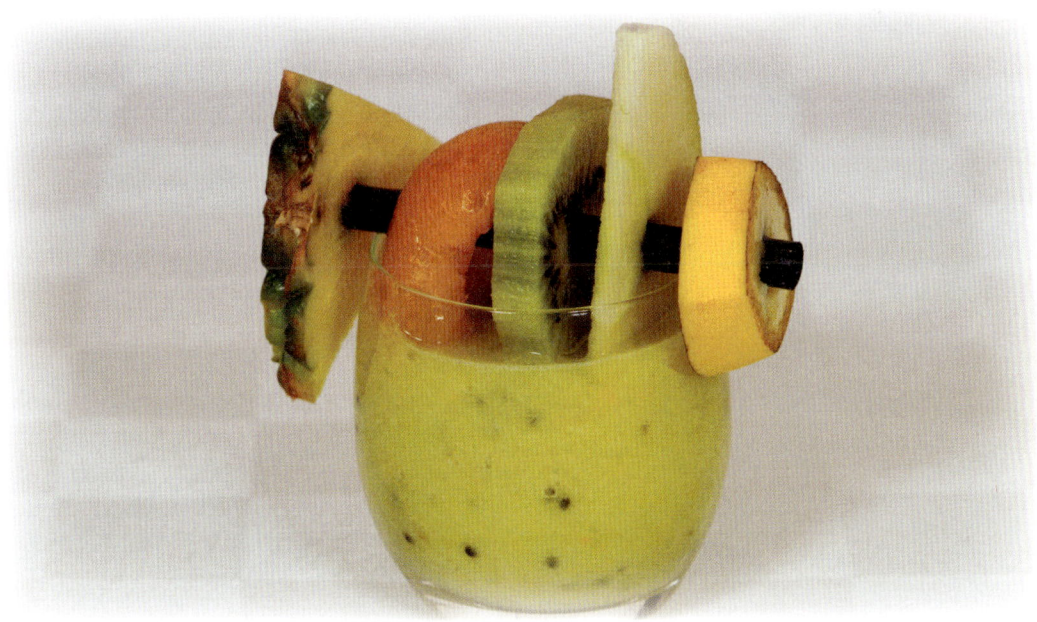

6.4 Smoothie-Rezepte für den Morgen

Ehe ich bewährte Smoothie-Rezepte vorstelle, hier noch ein „Kraftpaket", das ich vor 44 Jahren als herzkranker Teenager verordnet bekam. Es entbehrt nicht einer gewissen Komik, da ich damals zu einer Patientengruppe mit lauter älteren Schwerkranken gehörte und wir den Auftrag bekamen, zum ersten Tchibo-Kaffee-Ausschank zu gehen, um dort den Bananendicksaft und den Heilkaffee zu löffeln.

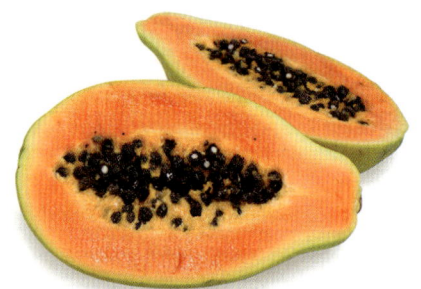

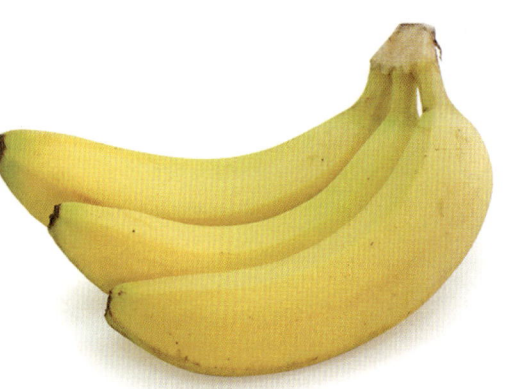

19. Bananen-Smoothie

> *Die kaliumreiche Banane regeneriert auch sämtliche Schleimhäute durch ihren hohen Wassergehalt.*

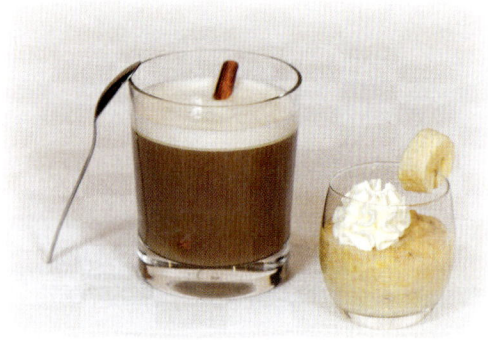

1 Banane
Je 1 Prise Salz, Zimt, Vanille
1–2 EL Schlagsahne
Heilkaffee (→ unten)

1. Banane mit einer Gabel kneten und mit Salz, Zimt, Vanille schaumig schlagen.
2. Süße Sahne schlagen (ohne Zucker!).
3. Heilkaffee (= dünn aufgebrühter Bohnenkaffee) mit 1 Prise Salz, Zimt, Vanille zubereiten, einen Löffel Sahne in den Kaffee geben.
4. Kaffee im Wechsel mit dem Bananenmus löffelweise zu sich nehmen.

> *Tipp*

Für Schwerkranke ist diese „Mahlzeit" sowohl reinigend, aufbauend als auch stimmungsaufhellend. Kaffee macht glücklich, wenn er – wie oben beschrieben – zubereitet wird. Das Rezept ist für jeden sättigend und vitalisierend.

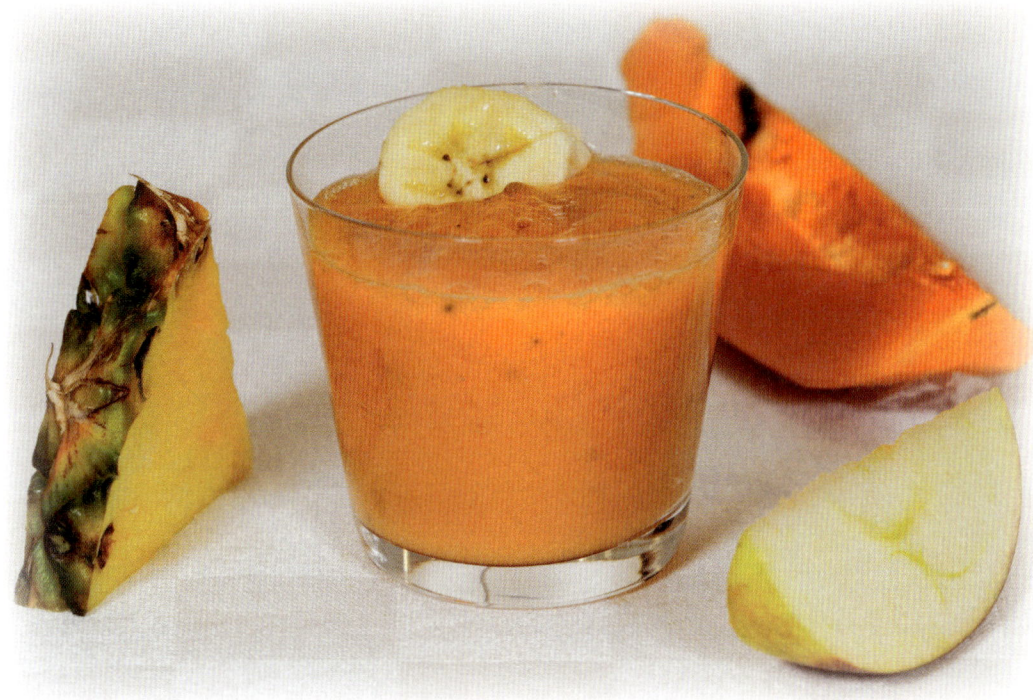

20. Papaya-Smoothie

> *Zur Magen-Darm-Reinigung und für den Aufbau einer gesunden Magen- und Darmschleimhaut.*

1 Papaya
1 Scheibe Ananas
1 Apfel
1 Banane
1 Prise Salz

1. Ananas und Apfel im Entsafter auspressen. Fertigen Saft in den Mixer gießen (Rohsaft).

2. Fruchtfleisch und einige Samenkörner in den Mixer geben.
3. Bananen und 1 Prise Salz dazugeben.
4. Alles mixen, bis das Smoothie sämig ist.
5. Smoothie in ein Glas gießen, langsam löffeln und gut einspeicheln.

> *Tipp*

An der Bekömmlichkeit werden Sie merken, wie heilsam es ist, statt Wasser zur Verdünnung Rohsaft zu nehmen. Je nach Feuchtigkeitsgehalt einer Frucht muss man nur 1–2 EL zufügen. Doch in einem solchen Püree bzw. Smoothie, das eine volle Mahlzeit füllt, können sich alle Nährstoffe zu etwas vereinen, das mehr ist als die einzelnen Bestandteile.

21. Ananas-Aprikosen-Smoothie

> *Zur Kräftigung des Bindegewebes.*

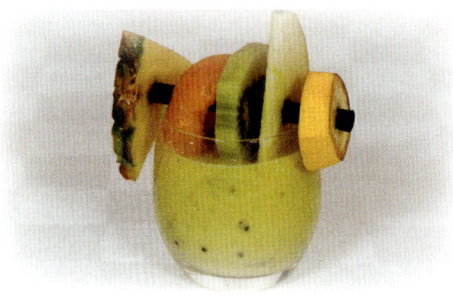

1 großen Apfel
1 Scheibe Ananas
1 TL Zedernkernöl
1 Banane
2 reife Kiwis
2 reife Aprikosen

1. Ananas und Apfel im Entsafter auspressen und zwischendurch 1 TL Zedernkernöl oben in die Presse gießen. Es entsteht ein Rohsaft, der oben viel Schaum absetzt.
2. Bananen, Kiwis und Aprikosen in den Mixer geben. Die Hälfte des Rohsaftes dazugeben und mixen, bis das Smoothie sämig ist.
3. Die andere Hälfte des Rohsaftes kann getrunken werden.
4. Smoothie in ein Glas gießen und langsam löffeln.

> *Tipp*

Dieser Dicksaft ist besonders eisenhaltig, regt die Blutbildung an, reinigt und stabilisiert das Bindegewebe.

22. Mango-Smoothie

> *Das gesamte Enzymsystem wird angeregt und somit auch der Leberstoffwechsel.*

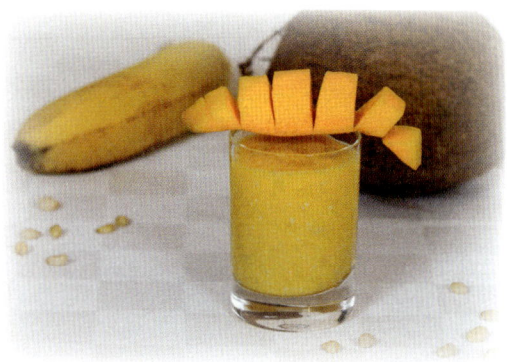

1 reife Mango
1 Banane
1 Prise Salz
2 EL Kokosmilch (klare Flüssigkeit der unreifen Kokosnuss)
1 EL Zedernkerne

1. Mango schälen und das Fruchtfleisch vom Stein befreien, Banane etwas zerkleinern.
2. Fruchtfleisch der Mango und Banane in den Mixer geben.
3. Salz, Kokosmilch und Zedernkerne dazugeben. Alles mixen, bis das Smoothie sämig ist.
4. Smoothie in ein Glas gießen und langsam löffeln.

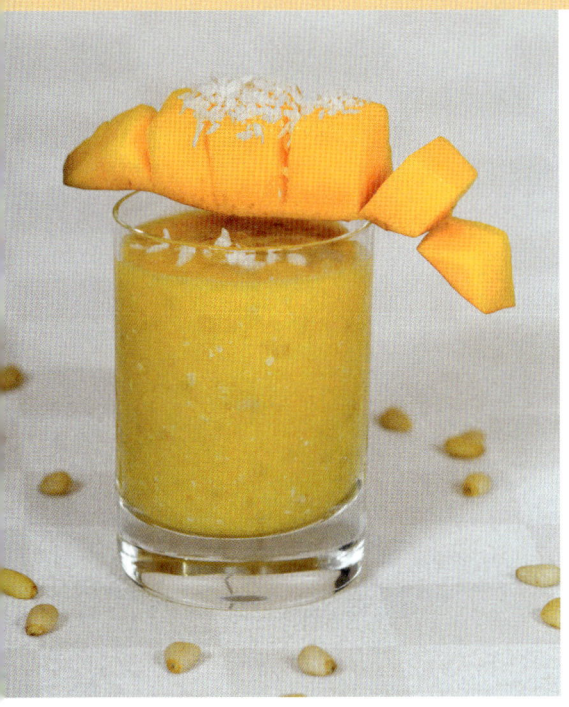

23. Bananen-Pfirsich-Smoothie

❯ *Das gesamte Verdauungssystem wird gestärkt.*

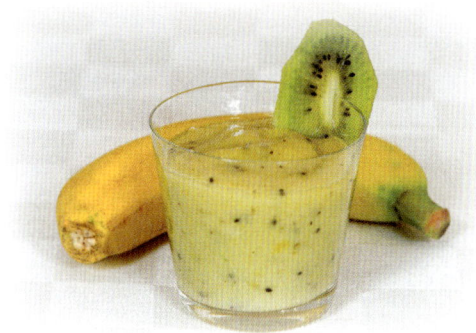

❯ *Tipp*

Dieser Dicksaft aktiviert nicht nur den gesamten Stoffwechsel, sondern auch das Hormonsystem. Durch die Anregung aller Stoffwechselorgane wird viel Ballast aus dem Körper ausgeschieden.

Durch den Zusatz der Zedernkerne wird auch die Strahlenbelastung am Arbeitsplatz deutlich verringert und das Immunsystem gestärkt. Das haben in jüngster Zeit Ärzte in Tschernobyl festgestellt. Der Dicksaft dient daher gut zur Vorbeugung und Gesunderhaltung.

1 Banane
2–3 reife Pfirsiche ohne Kern mit Haut
1 Kiwi ohne Schale
2–3 EL klare Kokosmilch

1. Obst in den Mixer geben.
2. Kokosmilch hinzufügen. Alles mixen, bis das Smoothie sämig ist.
3. Smoothie in ein Glas gießen und langsam löffeln.

❯ *Tipp*
Dieser Smoothie ist speziell für die Funktionstüchtigkeit von Magen, Dünndarm und Pankreas geeignet. Außerdem ist er stark harntreibend und abführend. Wundern Sie sich also nicht, wenn Sie mehrmals pro Tag Stuhlgang haben! Der Kiwianteil aktiviert alle Stoffwechselvorgänge.

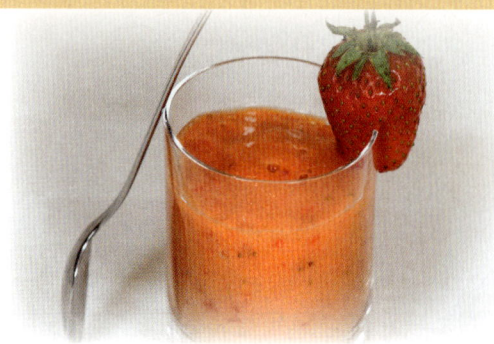

24. Bananen-Birnen-Smoothie

> *Zum Wärmen und Tonisieren der Verdauungsorgane.*

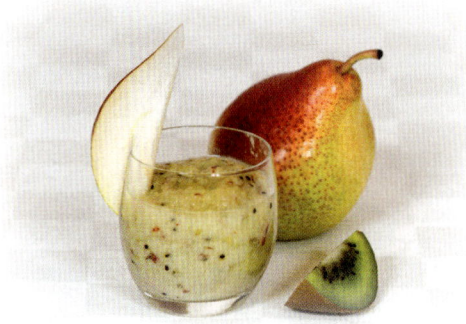

1 Banane
2 Kiwis ohne Schale
2 kleine reife Birnen mit Schale

1. Banane und Kiwis schälen und in mehrere Stücke teilen, Kerngehäuse der Birnen entfernen.
2. Alle Zutaten in den Mixer geben und mixen, bis das Smoothie sämig ist.
3. Smoothie in ein Glas gießen und langsam löffeln.

> *Tipp*

Dieser Smoothie wärmt eignet sich dazu, das Fiebern und Schwitzen wieder zu aktivieren, wenn diese physiologische Immunabwehr nicht mehr funktioniert. Auch bei unausgeglichenem Cholesterinspiegel ist diese Dicksaftkombination gut. Die Kombination von Birne und Kiwi ist ideal geeignet, Gifte und Schwermetalle auszuleiten.

25. Sommer-Smoothie

> *Zum Aufbau von Körpersubstanz und zur Beschleunigung der Ausscheidungsvorgänge.*

4 reife Nektarinen
4 reife Aprikosen
1 Banane
5–6 Erdbeeren
2–3 EL klare Kokosmilch

1. Die Kerne aus den Nektarinen und Aprikosen entfernen.
2. Früchte in den Mixer geben, Kokosmilch hinzufügen und mixen, bis das Smoothie sämig ist.
3. Smoothie in ein Glas gießen und langsam löffeln.

> *Tipp*

Soll eine möglichst schnelle Verbesserung der Blutqualität oder eine drohende Erschlaffung des Bindegewebes, z.B. bei Leistenbruch abgewendet werden, ist dieser Dicksaft bewährt. Der Aufbau von Körpersubstanz geschieht in dem Maße zügig, wie auf der anderen Seite auch alles ausgeschieden wird, was den Körper belastet. Die Nektarinen übernehmen hier die Rolle eines „Domestos" von Blut, Lymphe und Gehirnwasser.

26. Kiwi-Erdbeer-Smoothie

> *Ein Smoothie mit ausgesprochen hohem Nährstoffanteil.*

2   gelbe Kiwis
500 g Erdbeeren
1   Banane

1. Kiwis und Banane schälen, Erdbeeren von den Stielen befreien.
2. Obst in den Mixer geben und mixen, bis das Smoothie sämig ist.
3. Smoothie in ein Glas gießen und langsam löffeln.

Bei diesem Dicksaft steht die hohe Nährstoffqualität der gelben Kiwis im Vordergrund. Es werden (auch dank der Erdbeeren und Banane) alle Stoffwechselvorgänge im gesamten Organismus angeregt, Radikale gefangen und eliminiert, wodurch auch das Immunsystem deutlich besser arbeitet. Nicht zu vergessen ist bei Makuladegeneration, dass dieser Saft genügend Lutein enthält, um therapeutisch wirksam zu sein, aber auch dieser Krankheit vorzubeugen.

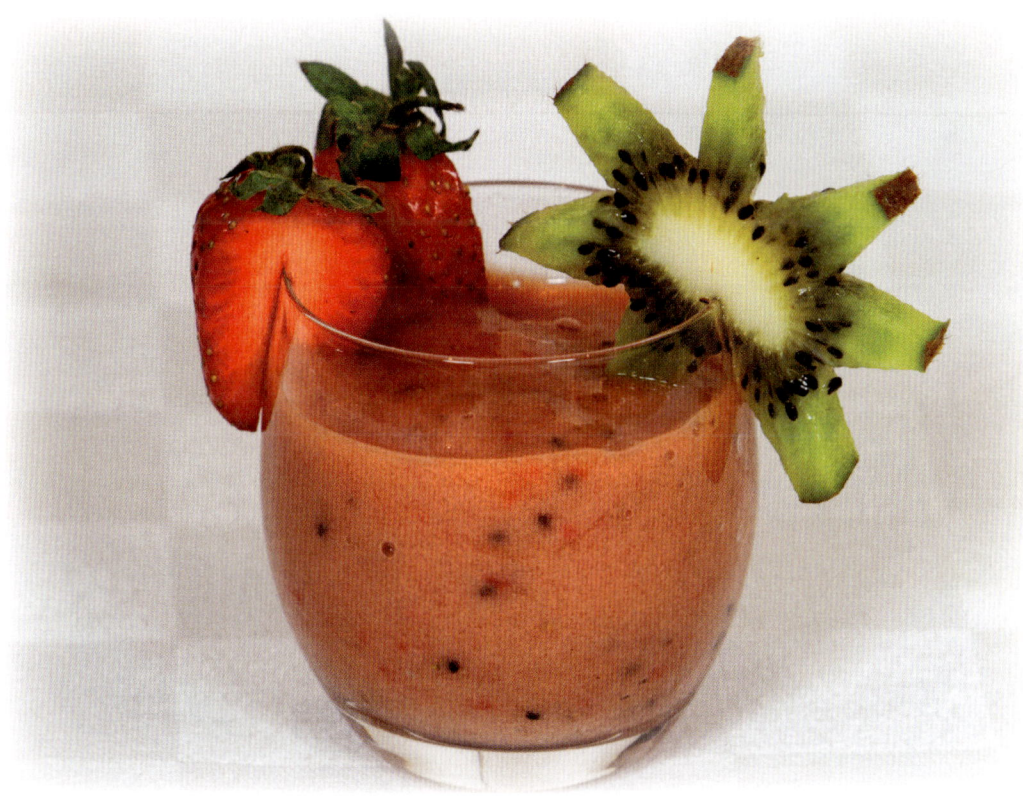

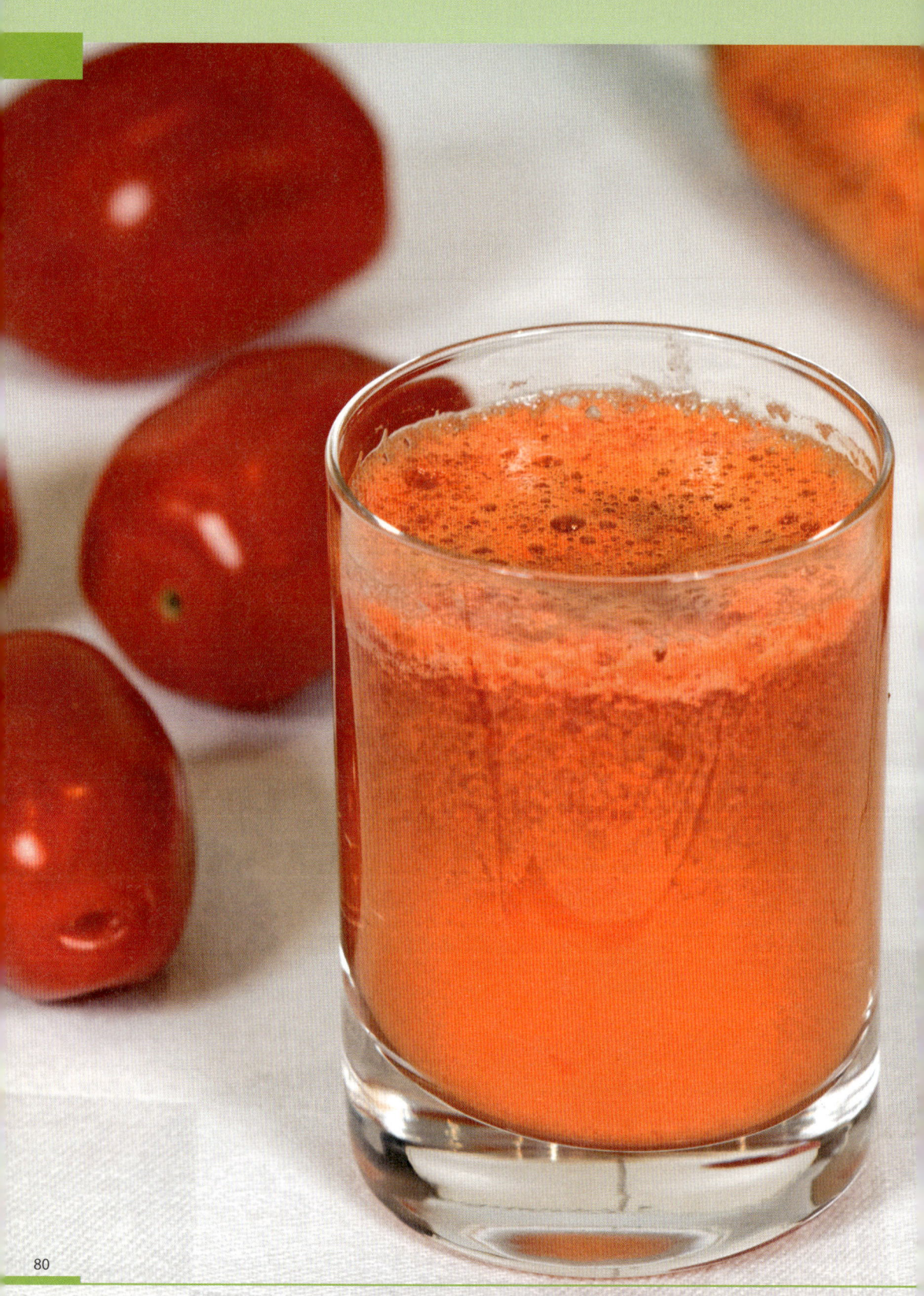

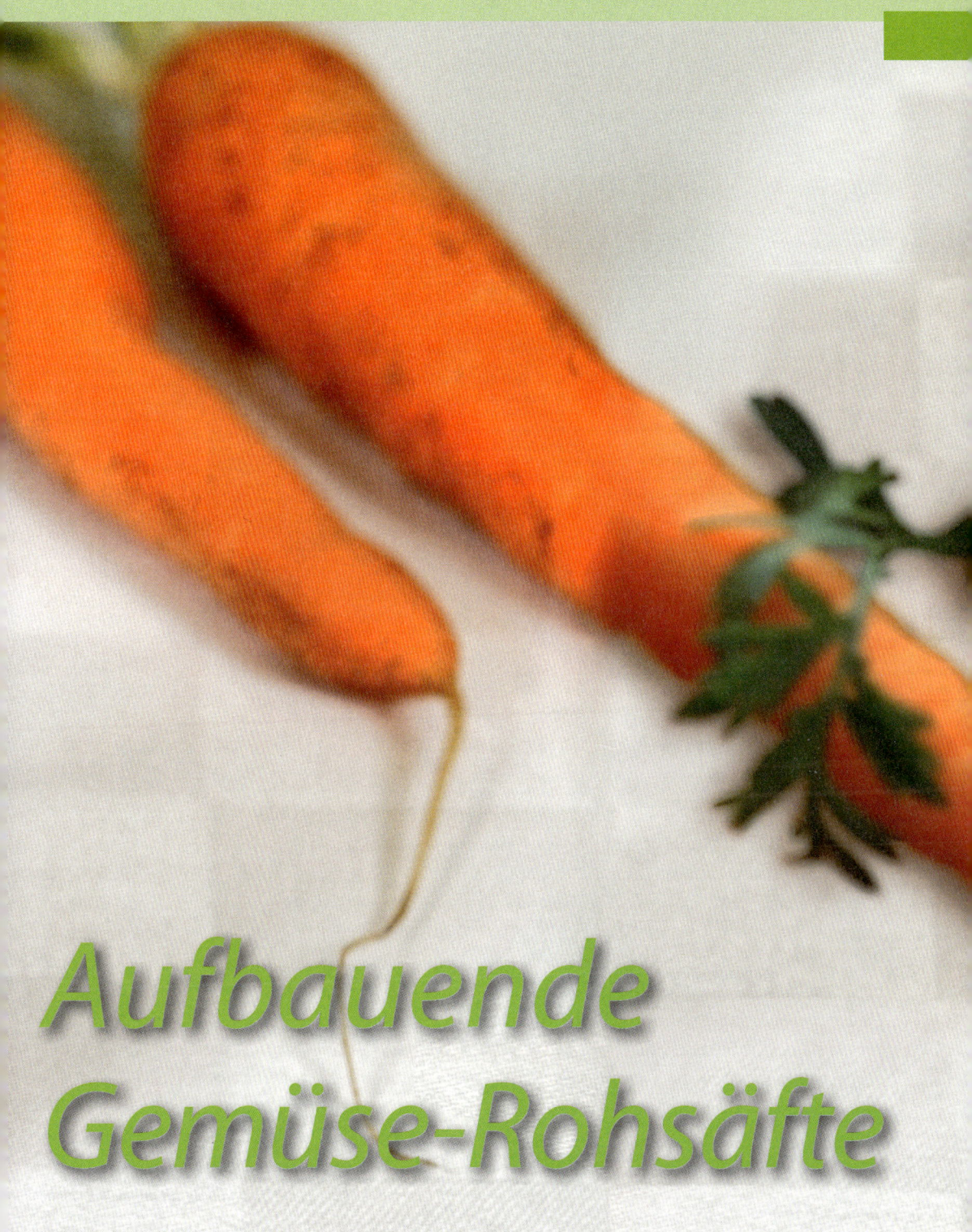

Aufbauende Gemüse-Rohsäfte

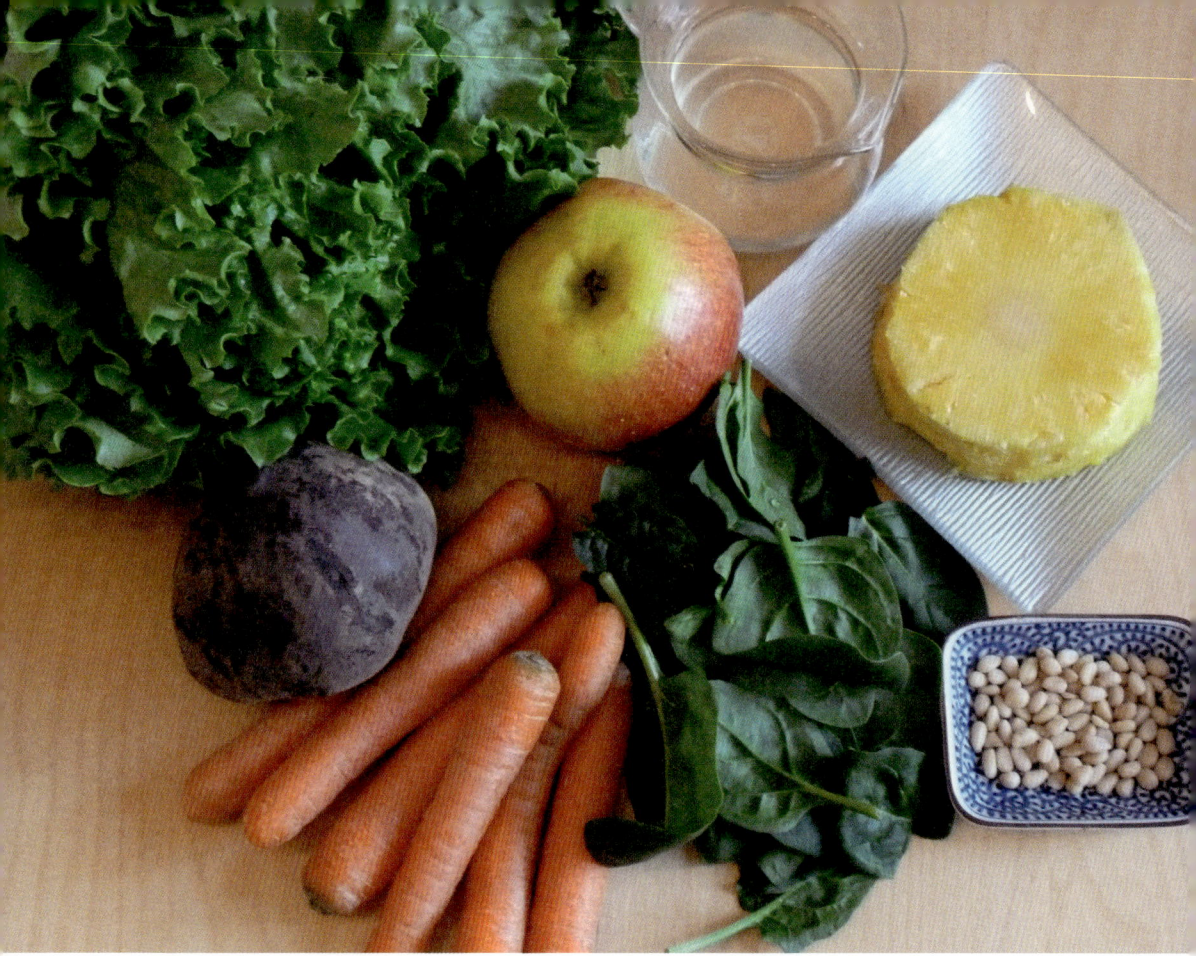

7 Aufbauende Gemüse-Rohsäfte

Dem Tagesrhythmus entsprechend, so haben wir durch Abb. 4.3 gelernt, geht unser Organismus ab Mittag allmählich in die Ruhephase über, um sich physisch aufzubauen. Hat der Organismus morgens eine Reinigungsphase durchlaufen, ist er bereit, Nährstoffe aufzunehmen und die Depots wieder aufzufüllen. Dadurch wird das gesamte Drüsen- und Immunsystem stimuliert. Folgen wir diesem Tagesrhythmus, dienen die Gemüsesäfte mittags und abends der Aufbauphase. Sie sind alkalisch und regulieren den Säure-Basen-Haushalt.

Im Vordergrund stehen Gemüse und Salate aus unserer Klimazone. Sie sind wie die heimischen Früchte geeignet, wieder ein Gefühl für den Jahreszeitenrhythmus zu bekommen. Dann begreifen wir, dass jedes Nahrungsmittel „seine Hochzeit" hat, das heißt seine höchste Nährwertstufe. Darin besteht die Weisheit der Natur und ihr sollten wir vertrauen. So wie manche Obstsorten nur kurze Zeit ihr Füllhorn bereithalten, gibt es auch Gemüse und Salate, die nur jahreszeitenbedingt zur Verfügung stehen. Dann sollten wir sie auch nutzen. Wir kennen die Kürbis-, Zucchini- und Tomatenschwemme im Sommer und die vielen

Kohlsorten im Winter. Es ist immer alles an Nährstoffen reichlich vorhanden, um gesund zu bleiben oder gesund zu werden.

Hier zunächst der Überblick (→ Tab. 7.1) über die Gemüse- und Salatzutaten für die Rohsäfte.

Generell ist zu sagen, dass nicht alles als Einzelsaft verträglich ist. Darum habe ich ein Sternchen an die Gemüsearten gesetzt, die man als Einzelsaft verwenden kann. Das sind nur wenige. Alle anderen sind wertvolle Zusätze.

Tab. 7.1: Gemüse und Salate für Rohsäfte

	Gemüse / Salate / Gräser	Nährstoffe	Wirkungen
	Endivie, die äußeren grünen Blätter	Bitterstoffe, Vitamin C und A, Carotin, Kalium	Baut Ödeme ab, entwässert, tötet Bakterien, Viren, Pilze und andere Parasiten ab, wirkt blutdrucksenkend, aktiviert den Zellstoffwechsel, stimuliert die Milztätigkeit. Wichtige Ingredienz bei grauem Star (Katarakt), regt die Gallensekretion an.
	Feldsalat	Extrem viel Magnesium. Eisen, Beta-Karotin	Wirkt gegen Stress, aktiviert den Zellstoffwechsel, verbessert die Gehirnleistung, stärkt das Immunsystem, fördert die Blutbildung.
	Gurke	Reich an Wasser, Vitamin E, Silizium, Enzym Erepsin	Wirkt darmreinigend, abführend, entgiftend (Erepsin), verbessert die Eiweißverdauung, stärkt, Nieren, Blase, Bindegewebe, Immunsystem, Haut, Haare, Augen.
	Karotten, Wurzel und Grünzeug	Vitamine A, B, C, D, K, Natrium, Kalzium, Magnesium, Eisen	Baut Knochen und Zähne auf, reguliert die endokrinen Drüsen, vor allem die Nebennieren. Baut Geschwüre und Geschwülste ab, dient zur Heilung skrofulöser Erkrankungen der Atem- und Sinnesorgane.
	Kohlrabi, Knolle, Blätter	Enthält viel Selen, Vitamin C, Biotin, Niacin (B3), Eisen, viele Mineralien und Spurenelemente, Kalium, Magnesium	Regt den Zellstoffwechsel, die Zellatmung und Blutbildung an, kräftigt Haut, Haare, Immunsystem, Herz, entwässert und dient als Stimmungsaufheller. Fängt freie Radikale (Selen).
	Kopfsalat	Reich an Magnesium, Mangan, Carotin, Folsäure	Stärkt das Immunsystem, wehrt freie Radikale ab, verbessert die Muskel- und Nervenleistung, Herztätigkeit, fördert die Sauerstoffzufuhr in den Zellen und den Eiweißstoffwechsel.
	Mangold (grün und rot)	Reich an Vitamin A, viele Ballaststoffe, Vitamin C, Kalzium, Glukose, Eisen, Magnesium	Wirkt belebend auf den Gehirnstoffwechsel, auf Herz, Muskulatur, Immunsystem entgiftet den Darm, senkt den Blutfettspiegel. Stabilisiert Knochen und Zähne, Blut- und Hormonbildung, Zellatmung.

Gemüse / Salate / Gräser	Nährstoffe	Wirkungen
Melone	Reich an Wasser, Kalium, Folsäure Vitamin C, B3 sehr alkalisch	Harntreibend, stärkt schwache Nieren, Zellatmung und fördert die Blutbildung.
Paprika (rot, grün, gelb)	Reich an Antioxidantien, Capsaicin, Vitamin C, B6, A, Carotin, Zink	Macht dickes Blut dünnflüssig, stärkt die Durchblutung, Herz und Kreislauf, Schleimhäute, Sehkraft, Bindegewebe. Aktiviert die Drüsentätigkeit und Konzentrationsfähigkeit.
Petersilie, krause, glatte	Vitamin C, Folsäure, ätherische Öle	Aktiviert den Sauerstoff-Stoffwechsel, der für die Nebennieren- und Schilddrüsenfunktion wichtig ist, macht die Kapillaren und Arteriolen wieder durchlässig, heilsam bei Augen- und Sehnervenproblemen, heilsam bei Nieren- und Blasenschwäche.
Rettich (schwarz, weiß, rot)	Reich an Kalium und Natrium, Eisen, Magnesium	Sehr intensiv auf die Schleimhäute wirkend und aufbauend, reinigt den Körper von Schleim, löst hartnäckige Ablagerungen in Nasen- und Stirnhöhlen.
Rote Bete, Blätter und Knolle	Sehr viel Natrium, Kalium, Chlor	Wichtiger Blutbildner, baut Schleimhäute auf, organisches Reinigungsmittel für Leber, Nieren, Gallenblase (Chlor!), baut Ablagerungen in Arterien und Venen ab, aktiviert den Lymphfluss.
Rucola	Reich an Bitterstoffen, Chlorophyll, Carotin, Vitamin A, Eisen, Zink, Mangan, Selen, Kupfer, 14 Spurenelemente	Wirkt antibakteriell und antimykotisch, entwässernd, lipolytisch (fettschmelzend), belebt alle Stoffwechselvorgänge, baut alle Schleimhäute auf.
Sauerkraut	Reich an Vitamin B12, B6 (Pyridoxin), B3 (Niacin), C und B5 (Pantothensäure), Kalium, Eisen, Magnesium	Fördert die Blutbildung, Sauerstoffversorgung der Zellen, gesundes Zellwachstum, Immun- und Muskelleistung, reguliert die Cholesterin- und Blutfettwerte, hilft Eiweiß besser zu verdauen, baut Bindegewebe auf.
Sellerie, Knollengrün, Stangen	Sehr viel Natrium, Kalzium, enthält den Vitamin-B-Komplex	Reguliert den Wasser- und Wärmehaushalt, Aufrechterhaltung der Blut- und Lymphflüssigkeit. Ist eines der besten Blutnahrungs- und Aufbaumittel. Tötet Bakterien und Pilze in Magen und Darm, liefert wichtige Nährstoffe für Haut, Haare und Augen.

Gemüse / Salate / Gräser	Nährstoffe	Wirkungen
Spinat	Vitamin C, B3 (Niacin) und E, Oxalsäure, Kupfer, Eisen	Wirkt besonders auf Magen, Zwölffingerdarm und Dickdarm, aktiviert die Darmperistaltik (Oxalsäure!). Er reinigt nicht nur die Därme, er regeneriert und erneuert sie. Er hat eine kräftigende Wirkung auf Zähne und Zahnfleisch, baut fibröse Entartungen des Zahnmarks ab und scheidet Schlackenstoffe aus.
Tomate	Reich an Lycopin, Biotin, Folsäure, Zink, Kalium, Vitamin E und C	Stärkt die Zellstruktur, den Zellstoffwechsel, Hormonhaushalt, alle Schleimhäute, baut Haut, Bindegewebe auf, hebt den Blutzuckerspiegel, wirkt entwässernd.
Weißkohl und Wirsing	Reich an Folsäure, Vitamin C, an allen B-Vitamin (außer B12), Schwefel, Aminosäure Tryptophan, Mangan, Selen	Stärkt Nerven, Immunsystem, Gehirnleistung, Blutbildung, Zellatmung, Libido. Vitalisiert die Psyche und Konzentrationsfähigkeit, heilt Geschwüre in kurzer Zeit ab.
Zucchini	Reich an Wasser, Carotin, Magnesium, Provitamin A, Vitamin D und A (in der Schale)	Aktiviert den Zellstoffwechsel, Gehirnleistung, Schleimhautbildung, wirkt entwässernd, entsäuernd, entgiftet den Darm, stärkt Immunsystem, Muskeln, Herz.

Merke

· ·

Spinat eignet sich am besten für Rohkost und Rohsaft. Im gekochten Zustand werden die Oxalsäuremoleküle anorganisch und können sich als Kristalle in den Nieren anhäufen. Darum sollte man vorsichtshalber immer nur eine kleine Menge Spinat dünsten und ihn als Beilage nutzen. Besondere Beachtung verdienen Gemüsesorten, von denen man meistens den Strunk innen und die äußeren Blätter wegwirft. Aber gerade in diesen Pflanzenteilen sind sehr viele Nährstoffe (➡ Tab. 7.2), manchmal mehr als in der Wurzel oder Knolle oder dem Gemüsekopf. Für die Zubereitung eines Rohsaftes sind sie von unschätzbarem Wert.

· ·

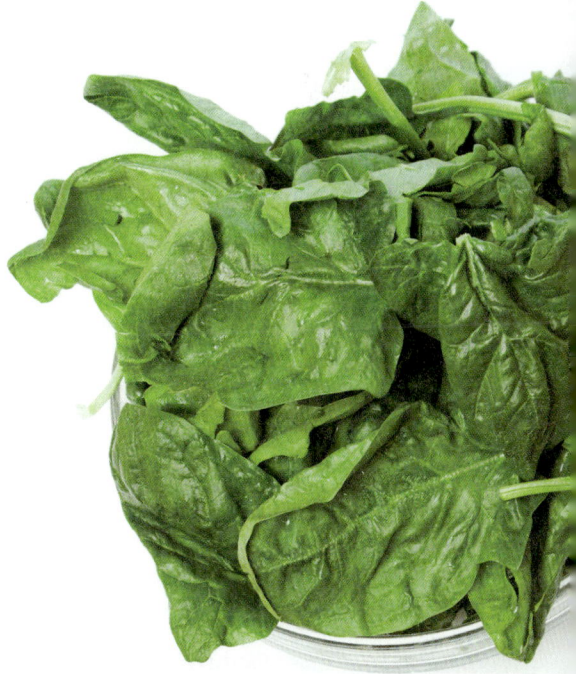

Gemüse / Salate	Nährstoffe	Wirkung
Blumenkohl-Strunk und äußere Blätter	Hoher Folsäure-anteil, Vitamine B5, B12	Wirkt besonders auf Nieren und Blase, baut die Darmschleimhaut auf, bewirkt Blutbildung, normales Zellwachstum, Immunstärkung, senkt den Blutdruck. Vitamin B5 unterstützt den Körper bei der Bildung von Kortisol (Nebennieren).
Brokkoli-Strunk	Hoher Anteil an Magnesium, Ballaststoffen, Vitamin C, Kalium	Regt den Stoffwechsel innerhalb einer Stunde nach der Mahlzeit an! Stimuliert die Muskeltätigkeit und Herz-funktion. Behebt Darmträgheit, Nervosität, Knochen- und Zahnschwäche, Depression. Baut die Zotten in der Darmschleimhaut auf. Bestes „Schutzgemüse" für die Schleimhäute. Versorgt die Zellen mit Sauerstoff und wirkt blutbildend.
Chicorée, Blätter und Strunk	Viel Wasser, Bitter-stoffe (Alkaloide),	Senkt den krankhaften Cholesterin- und Blutfettspie-gel, den Blutdruck, entgiftet den Darm, stabilisiert die Darmschleimhaut und baut sie auf, reguliert den Was-serhaushalt im Körper. Wichtig bei der Ausleitung von toxischen Belastungen mit Kadmium, Blei, Quecksilber (Amalgam).
Fenchelknolle, äußere Stängel	Kalium, Vitamin C, 12 Spurenelemen-te, 14 Aminosäu-ren, ätherische Öle	Verstärkt die Blutbildung, reguliert den Wasserhaushalt und die Zellfunktion (Kalium), wirkt blutfett- und cho-lesterinsenkend, entwässer und entgiftet den Darm, kräftigt das Immunsystem, die Nerven und die Psyche, entschleimt bei Husten und Schnupfen.
Erbsen mit Schote	Hoher Anteil von Magnesium, Nukleotide, Silizi-um, Ballaststoffe, Vitamin A, C, B1 (Thiamin)	Fördern das gesunde Zellwachstum, den Muskelauf-bau, kräftige Haare und Bindegewebe. Senken Chole-sterin- und Blutfettspiegel, wirken entgiftend. Optimale Nervenstärkung (Vitamin B1).
Grünkohl, Strunk und äußere Blätter	Reich an Carotin, Mineralstoffen, Spurenelementen, Ballaststoffen, Biotin, Vitamin C, A und E, Kalzium, alle B-Vitamine außer B12	Zellschutz vor Freien Radikalen, kräftigt alle Schleim-häute, baut Darmschleimhaut auf, entgiftet den Darm, senkt Cholesterin- und Blutfettspiegel, verlangsamt Alterungsprozesse.
Radieschen-Grün	Reich an Folsäure, Selen, Senföle	Tötet Magen-, Darmbakterien, Pilze, desinfiziert die Schleimhäute, senkt den Cholesterin- und Blutfettspie-gel, wirkt schleimlösend, liefert Nährstoffe für Blut und Zellen, stärkt das Immunsystem.

Tab. 7.2: Strunk und Blattwerk von Gemüsepflanzen für Rohsäfte

	Gemüse / Salate	Nährstoffe	Wirkung
	Rettich-Grün	Reich an Kalium	Fördert die Durchblutung, wirkt gegen Bakterien und Pilze im Darm, senkt Blutfett- und Cholesterinspiegel, stärkt Nieren und Blase, entwässert und ist entzündungshemmend.
	Rotkohl, Strunk, äußere Blätter	Reich an Selen, Niacin (B3), Vitamin C	Kräftigt das Immunsystem, die Schilddrüse und Thymusdrüse, entgiftet den Darm, baut die Darmschleimhaut, Darmflora und das Bindegewebe auf, fördert die Spermienbildung.

7.2 Rezepte für Gemüse-Rohsäfte

Rohsäfte aus Gemüse und Salaten müssen sorgfältig auf den gesundheitlichen Zustand eines Menschen abgestimmt werden. Die größten Probleme für Magen und Darm entstehen immer wieder durch die Unvernunft, die zum Teil herb schmeckenden Rohsäfte zu zügig oder zu viel auf einmal zu trinken oder sie mit Wasser zu verdünnen. Wie erwähnt, sind sie sehr basisch und die meisten Menschen haben in Blut und Gewebe ein saures Milieu.

Je nach Zusammensetzung schmecken sie recht herb. Zur geschmacklichen Verfeinerung stehen Karotten, Äpfel, Ananas, Melonen aller Art, Gersten- und Weizengras zur Verfügung. Wie die Ananas steht auch die Melone botanisch zwischen Obst und Gemüse. Ihre verschiedenen Sorten bringen eine angenehme Süße in die Säfte.

Bei den meisten Rezepten ist der Zusatz von Zedernkernöl oder wahlweise ein anderes hochwertiges kalt gepresstes Öl angegeben. Das ist wichtig für die fettlöslichen Vitamine.

Praxistipp

- Karotten und Stängel können immer als Ganzes in den Trichter des Entsafters gegeben werden. Größeres Gemüse nur so grob zerteilen, dass es in den Trichter passt. Von den Zutaten nur schädliche Stellen oder Stielansätze entfernen und nicht schälen.
- Bei allen Rezepten dominiert der Karottenanteil, weil er den Geschmack der anderen Zutaten mildert.
- Damit der Entsafter nicht verstopft, die Zutaten immer abwechselnd entsaften, damit das Gerät verschieden stark beansprucht wird.

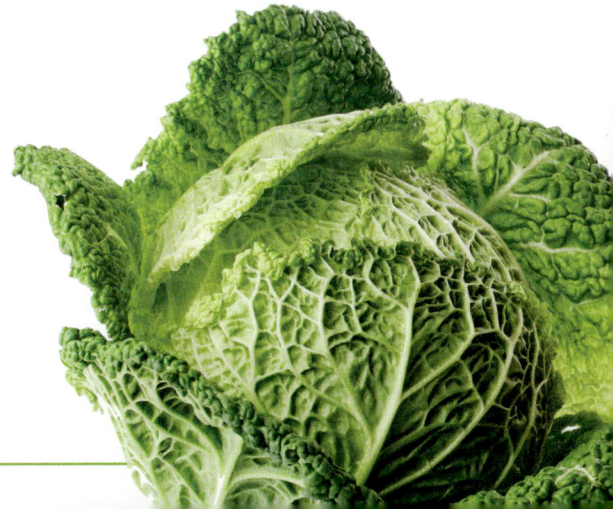

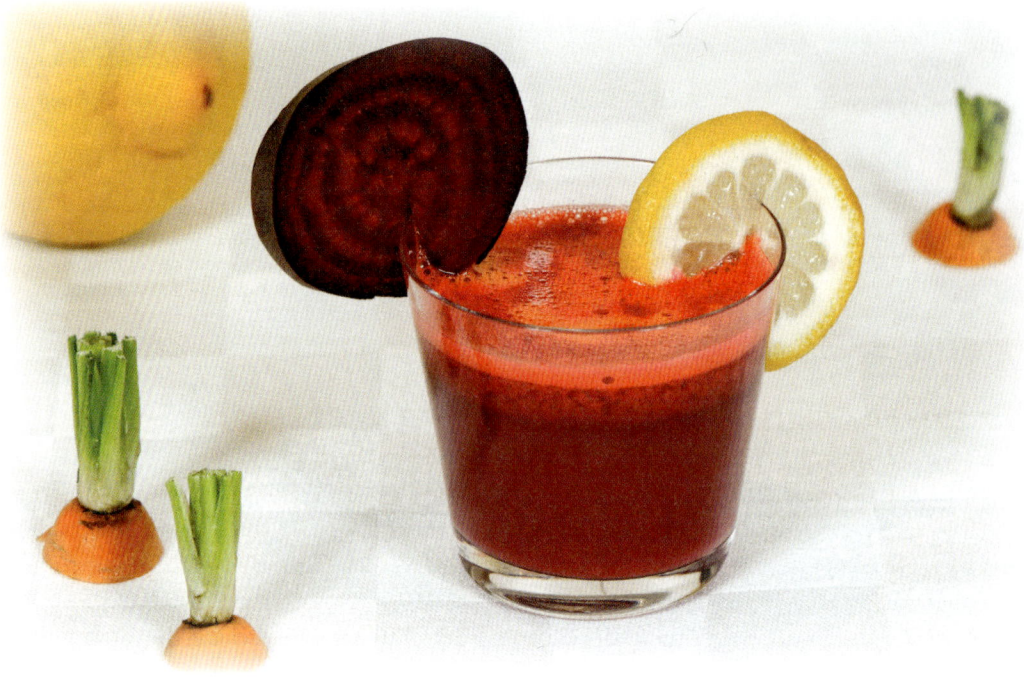

27. Karotten-Rote-Bete-Saft

> *Die Rote Bete ist bekannt als wichtiger Blutbildner. Karotte und Rote Bete sind ein unschlagbares Duo für die Blutregeneration.*

5–6 Karotten
¼ Rote Bete
1 kleines Stück Zitrone oder Ingwer nach Belieben

1. Karotten waschen, vom Stielansatz befreien, große Karotten in kleinere Portionen schneiden.
2. Rote Bete waschen.
3. Karotten und Rote Bete in kleinen Portionen abwechselnd in den Entsafter geben und auspressen.

4. Saft in ein Glas gießen und langsam löffeln.

> *Tipp*
Die Mischung aus Karotte und Roter Bete liefert Phosphor, Schwefel und Kalium. Über längere Zeiträume eingenommene allopathische Medikamente, künstliche Hormone und Psychopharmaka hinterlassen Schlacken, Gifte und Ablagerungen im Organismus. Dieser Saft leitet sie aus und regt zugleich die Zellbildung von Blut, Knochen, Zähnen und Drüsen an. Der erdige Geschmack der Roten Bete wird durch den Zusatz von Karotten und Äpfeln gemildert. Es reicht pro Saftmischung ¼ Knolle.

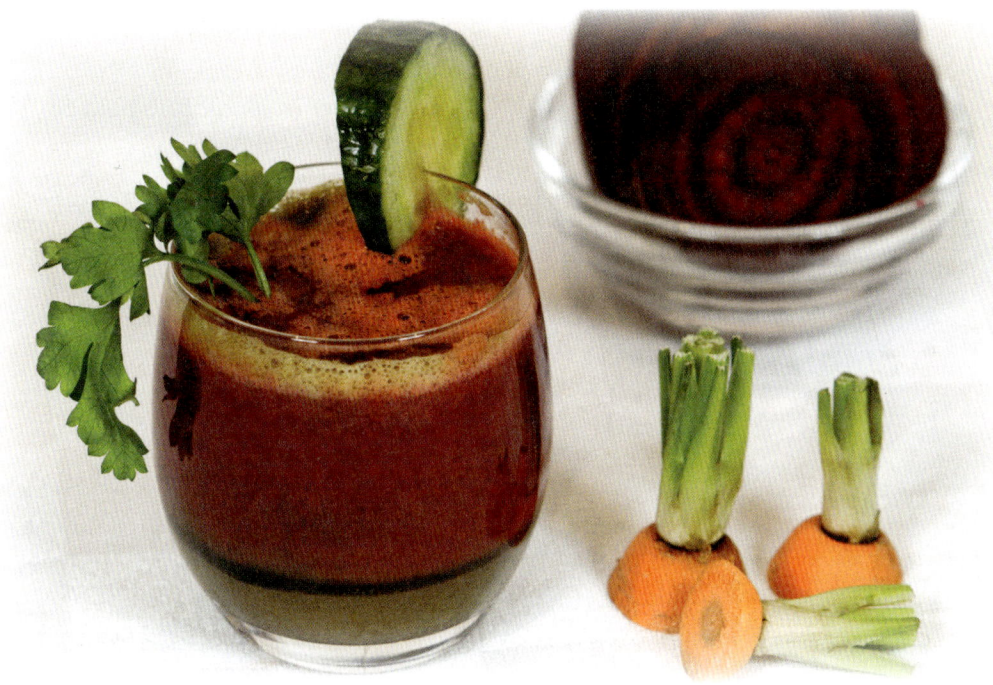

28. Gemüsecocktail

> *Ein äußerst wirksamer Saft zur Reinigung, Entgiftung und Schleimhautpflege.*

5–6 Karotten
¼ Knolle Rote Bete
1 Stängel Petersilie
2 Stängel Stangensellerie
1 Schlangengurke (10 cm)

1. Karotten, Rote Bete, Sellerie, Gurke waschen.
2. Petersilie waschen und ausschütteln.
3. Gemüsesorten und Selleriestange in kleinen Portionen abwechselnd in den Entsafter geben und auspressen.
4. Saft in ein Glas gießen und löffelweise einnehmen.

> **Tipp**

Dieser Saft bewirkt mehr Entgiftung und erzeugt gesunde Schleimhäute als isolierte Nahrungsergänzungsmittel. Die Ausscheidung wird über den Nierenstoffwechsel besonders intensiv angeregt. Der Gurkenanteil ist wichtig, denn er ist ein natürliches Diuretikum und enthält 40% Kalium, 10% Natrium, 7,5% Kalzium, 20% Phosphor und 7% Chlor. In Kombination mit den anderen Zutaten entwickelt er eine auffallend große Anregungskraft des Haarwuchses nach der Chemotherapie, ein Zeichen, dass der Nierenstoffwechsel gut funktioniert, denn die Kopfhaare gehören zum Nierenfunktionskreis.

29. Karotten-Tomaten-Saft

> *Besonders lycopinreicher Saft zur Immunstimulation.*

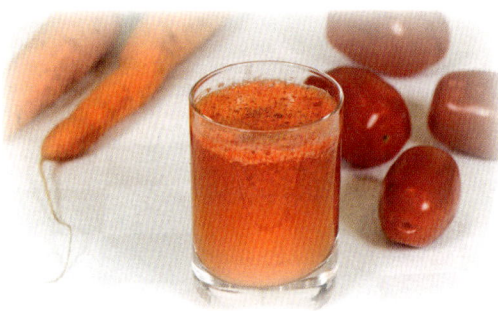

5–6 Karotten
2   frische Tomaten
1   EL Zedernkernöl (oder sonst ein hochwertiges Öl)

1. Karotten waschen, Stielansatz abschneiden.
2. Tomaten waschen und vierteln.
3. Karotten und Tomaten in kleinen Portionen abwechselnd in den Entsafter geben und auspressen.
4. Zedernkernöl dazugeben.
5. Saft in ein Glas gießen und langsam löffeln.

> *Tipp*

Obwohl im Tomatenmark noch mehr Lycopin – ein hochwirksames Carotinoid mit hoher antioxidativer Kapazität – enthalten ist, zeigt doch die Praxis, dass der Rohsaft gerade bei älteren Menschen, immunschwachen Intensivpatienten und bei Sportlern besser vom Organismus verwertet wird, weil durch die Mischung eine harmonische Nährstoffbilanz erreicht wird.

30. Karotten-Ananas-Saft

> *Enzymreicher Trank zur Festigung der Körperstruktur.*

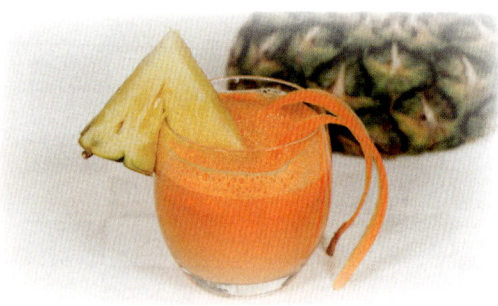

5– 6 Karotten
1   dicke Scheibe Ananas (2–3 cm)
1   EL Zedernkernöl (oder sonst ein hochwertiges Öl)

1. Karotten waschen, Stielansatz entfernen.
2. Ananasscheibe der Länge nach in 2–3 Streifen schneiden.
3. Karotten und Ananas in kleinen Portionen abwechselnd in den Entsafter geben und auspressen. Während des Entsaftens das Zedernkernöl in den Trichter gießen.
4. Saft in ein Glas gießen und löffelweise einnehmen.

> *Tipp*

Die Karotte kann nicht genug gelobt werden. Zusammen mit der Ananas entsteht ein enzymreicher Trank, der in der Lage ist, Knochen und Zähne, ja, die gesamte feste Struktur des Körpers zu festigen. Das beigefügte Öl hilft nicht nur, die fettlöslichen Vitamine auszuschließen, sondern hält auch den Entsafter sauber.

31. Gemüsecocktail mit Gerstengras

> *Dieser Saft baut Ablagerungen im Körper langsam und sicher ab.*

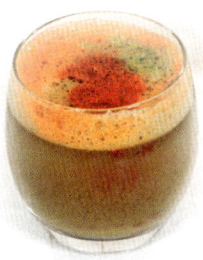

5–6 Karotten
2   Büschel Gerstengras
½   Knolle Rote Bete
1   Stängel Rote-Bete-Grün
1   EL Zedernkernöl (oder sonst ein hochwertiges Öl)

1. Karotten waschen, Stielansatz entfernen.
2. Rote Bete waschen.
3. Gerstengras und Rote-Bete-Stängel waschen und ausschütteln.
4. Gemüse und Gräser in kleinen Portionen abwechselnd in den Entsafter geben und auspressen. Während des Entsaftens das Zedernkernöl in den Trichter gießen.
5. Saft in ein Glas gießen und löffelweise einnehmen.

> *Tipp*

Dieser Saft hat die Kraft, anorganische Kalziumablagerungen in den Gefäßen, Gallengrieß, Gallen- und Nierensteine abzubauen. Neuerdings leiden außer Frauen sogar Männer unter Kalkablagerungen in der Brust, die am leichtesten über solche Rohsäfte abbaubar werden.

32. Karotten-Apfel-Saft

> *Ein Powertrunk für die Augen.*

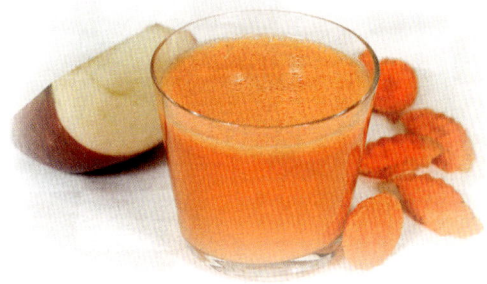

5–6 Karotten
2 Äpfel
1 EL Zedernkernöl (oder sonst ein hochwertiges Öl)

1. Karotten waschen, Stielansatz entfernen.
2. Äpfel waschen, Schale und Kerngehäuse mit verwenden, Stil entfernen.
3. Äpfel und Karotten in kleinen Portionen abwechselnd in den Entsafter geben und auspressen. Während des Entsaftens das Zedernkernöl in den Trichter gießen.
4. Saft in ein Glas gießen und löffelweise einnehmen.

> *Tipp*

Der Karottenanteil ist geeignet, Geschwüre und Geschwülste generell und besonders Erkrankungen der Atemwege- und der Augen abzubauen. Er enthält in hohem Maße Vitamin A, B, C, D, G und K, Natrium, Kalium, Kalzium, Magnesium und Eisen. Er dient dem Aufbau der Knochen und Zähne und reguliert die endokrinen Drüsen, vor allem die Nebennieren. Diese Funktion verdient besondere Aufmerksamkeit, da bei Krebs eine gravierende Störung der Adrenalin- und Noradrenalinausschüttung vorliegt.

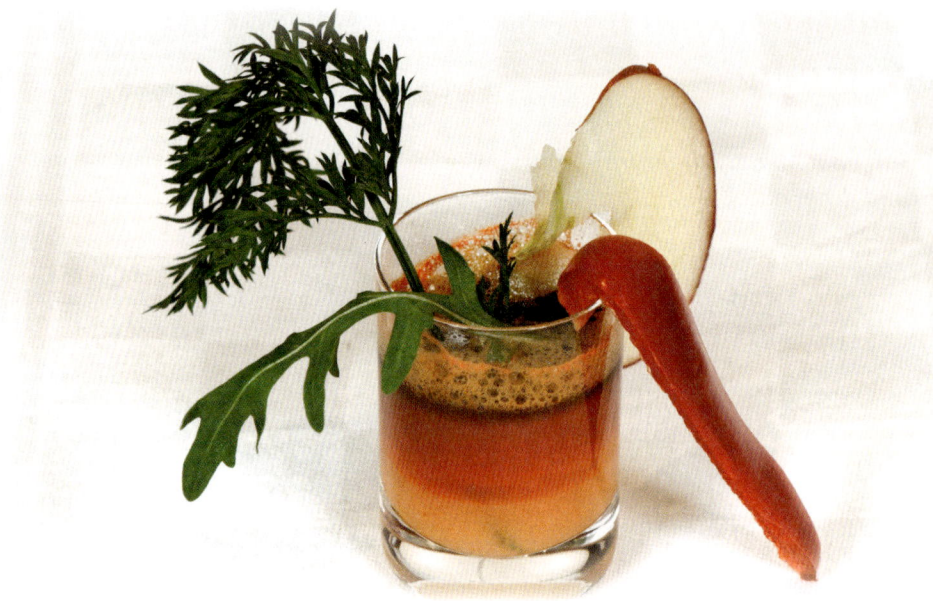

33. Karotten-Paprika-Saft

❭ *Obwohl der Saft etwas bitter schmeckt, ist er ideal, um Fremdstoffe aus dem Körper zu treiben.*

5–6 Karotten (mit Grün)
1   Stängel Karottengrün
1   rote Paprikaschote
    Etwas Rucola (was zwischen 3 Finger
    passt)
2   Äpfel
1   EL Zedernkernöl (oder sonst ein hoch-
    wertiges Öl)

1. Karotten, Paprikaschote und Äpfel waschen, Karotten und Äpfel schälen.
2. Karottengrün und Rucola waschen und ausschütteln.
3. Alle Zutaten in kleinen Portionen abwechselnd in den Entsafter geben und auspressen. Während des Entsaftens das Zedernkernöl in den Trichter gießen.
4. Saft in ein Glas gießen und langsam löffeln.

❭ *Tipp*

Der Irrtum, das Grün der Karotten sei giftig, hat lange die Nutzung der wertvollen Nährstoffe verhindert. Doch wenn es frische Karotten gibt, sollten sie immer auch etwas von dem Grün entsaften. Die Bitterstoffe werden durch die Wurzeln und Äpfel gemildert. Der geringe Zusatz von Rucola reicht schon, um die antibakterielle und antimykotische Wirkung dieses Saftes zu verstärken. Bei chronischem Pilzbefall und Abbau von Schleimhaut wird diese Saftkombination sehr geschätzt. Ich verordne ihn oft bei ersten Anzeichen der Wechseljahre bei Frauen.

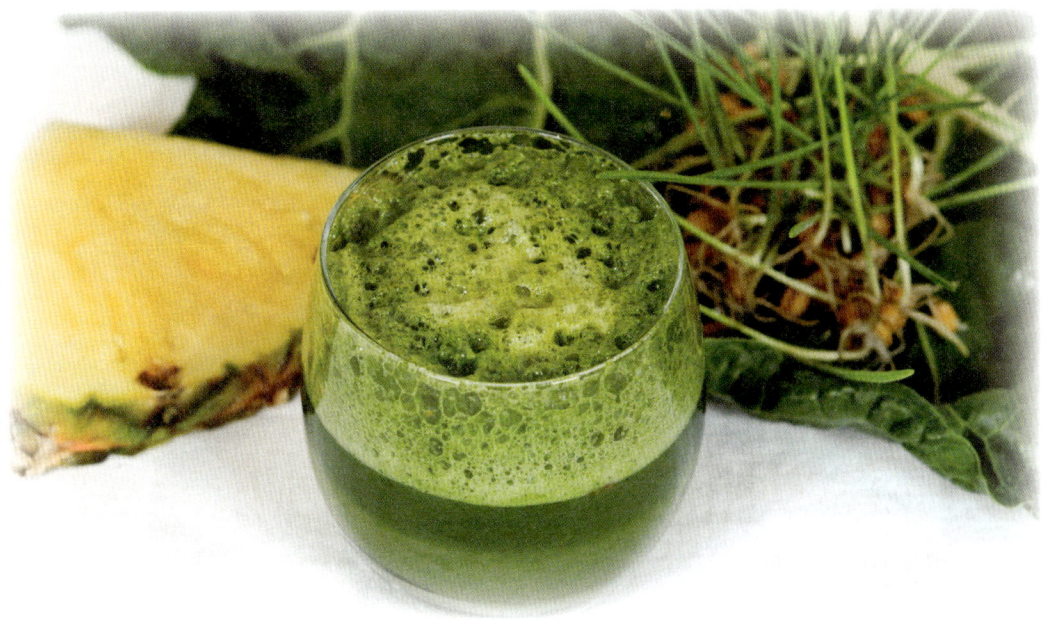

34. Grassaft mit Salatblättern

> *Der Powertrunk für die Zellatmung.*

1 Stängel Buchweizengrün
1 Büschel Weizengras
3 Blätter Kopfsalat
1 Stängel grünen Mangold
1 Scheibe Ananas zur Geschmacksverbesserung
1 EL Zedernkernöl (oder sonst ein hochwertiges Öl)

1. Alle grünen Zutaten waschen und ausschütteln.
2. Ananasscheibe entrinden und der Länge nach in 2–3 Streifen schneiden.
3. Alle Zutaten in kleinen Portionen abwechselnd in den Entsafter geben und auspressen. Während des Entsaftens das Zedernkernöl in den Trichter gießen.
4. Saft in ein Glas gießen und langsam löffeln.

> *Tipp*

Der ungewöhnlich anmutende Zusatz von Kopfsalat hat große Heilwirkung, weil er viel Eisen und Magnesium enthält, die Milz zur Blutfilterung und Blutproduktion anregt und für eine rasche Bildung von Erythrozyten sorgt. Das ist zum Beispiel nach Krebsoperationen mit hohem Blutverlust nützlich. Die organischen Magnesiumsalze aktivieren die Zellbildung und versorgen die Nerven mit Energie. Es genügen 2-3 Blätter Kopfsalat für eine Gemüsesaftmischung.

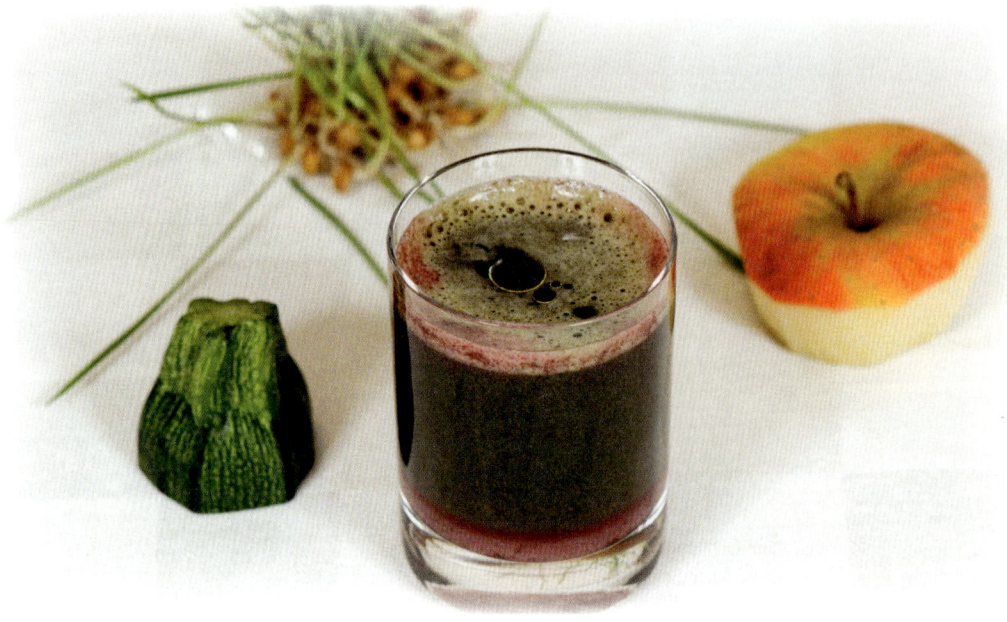

35. Grassaft mit Aroniabeeren

> *Der Saft regt die Zellatmung und das Immunsystem an.*

1 kleine Zucchini oder ¼ einer größeren
2 Büschel Gerstengras
1 Apfel zur Geschmacksverfeinerung
1 Handvoll Aroniabeeren
1 EL Zedernkernöl (oder sonst ein hochwertiges Öl)

1. Zucchini, Apfel und Aroniabeeren waschen.
2. Gerstengras waschen und ausschütteln.
3. Alle Zutaten in kleinen Portionen abwechselnd in den Entsafter geben und auspressen. Während des Entsaftens das Zedernkernöl in den Trichter gießen.
4. Saft in ein Glas gießen und langsam löffeln.

> *Tipp*

Immer wenn Aroniabeeren beteiligt sind, haben wir eine Saftmischung mit höchster antioxidativer Wirkung. Hier steht zudem die Zellatmung und im Falle von Tumoren die Auflösung der Versorgungsgefäße (Angiogenese) im Zentrum. Der Saft ist auch als Vorbeugung vor degenerativen Prozessen im Organismus bewährt. Sie müssen ja nicht erst ernsthaft krank werden, um in den Genuss der starken Heilwirkung zu kommen!

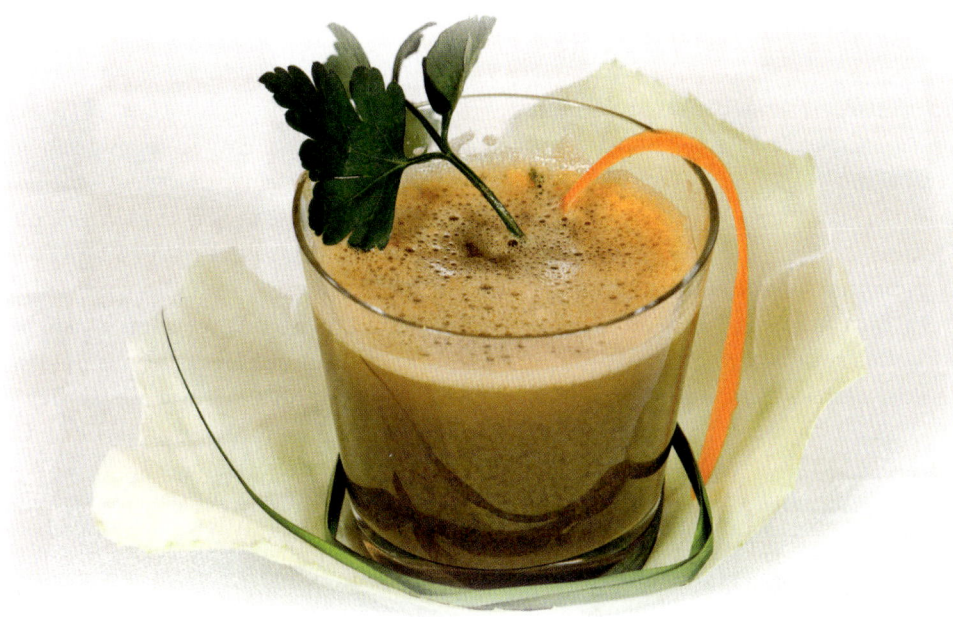

36. Weißkohl-Sellerie-Saft

> *Dieser Saft ist eine Herausforderung. Er schmeckt herb. Aber er ist ein Heiltrunk erster Klasse bei Bluthochdruck.*

4 Karotten
1 kleines Stück Weißkohl
1 Stängel Selleriegrün
1 Stängel krause Petersilie
1 Stängel Zitronengras
1 EL Zedernkernöl (oder sonst ein hochwertiges Öl)

1. Karotten waschen, Stile entfernen.
2. Weißkohl und Zitronengras waschen.
3. Selleriegrün waschen und ausschütteln.
4. Alle Zutaten in kleinen Portionen abwechselnd in den Entsafter geben und auspressen. Während des Entsaftens das Zedernkernöl in den Trichter gießen.
5. Saft in ein Glas gießen und löffelweise einnehmen.

> *Tipp*

Es ist enorm, was der relativ kleine Anteil von Petersilie ausmacht. Der Saft hat sich bei allen chronischen Nierenerkrankungen und fortgeschrittenen skrofulösen Augenkrankheiten bewährt. Er ist optimal für die Sauerstoffversorgung des Blutes. Der Zusatz von Selleriegrün rundet die Saftmischung ab, weil dadurch in ihr die ganze Bandbreite der Mineralien und Salze enthalten sind, die der Körper braucht. Sie reduziert die übermäßige Säurebildung im Organismus schneller als durch jedes Basenprodukt. Der kleine Anteil Weißkohl reicht schon, um die gesamte Leberfunktion zu stärken.

37. Karottensaft mit Sauerkraut

❭ *Der Saft steigert schnell merkbar die Vitalität und Immunkraft. Er ist ein Blutdrucksenker erster Güte.*

4　Karotten
2　Stängel roten Mangold oder einen
　　Strunk Brokkoli nach Belieben
2　EL frisches Sauerkraut
1　EL Zedernkernöl (oder sonst ein hoch-
　　wertiges Öl)

1. Karotten waschen und schälen, Stielansatz entfernen.
2. Mangold oder Brokkoli waschen.
3. Alle Zutaten in kleinen Portionen abwechselnd in den Entsafter geben und auspressen. Während des Entsaftens das Zedernkernöl in den Trichter gießen.
4. Saft in ein Glas gießen und langsam löffeln.

❭ *Tipp*
Dieser Saft sollte nicht regelmäßig getrunken werden. Im Falle einer therapeutischen Maßnahme muss entschieden werden, wie oft ihn jemand trinken soll. Er senkt sehr schnell den Blutdruck, was im Falle von niedrigem Blutdruck ebenso unangenehm ist wie bei zu hohem. Seine große Heilkraft liegt in der Generalreinigung der Därme. Sie werden sich wundern, was alles an Altlasten den Darm verlässt! Die vielen Mineralstoffe und Spurenelemente helfen, die Darmflora wieder aufzubauen.

Diesen Saft nenne ich auch den „gesunden Lumpensammler", denn man kann praktisch alle Abfälle beim Gemüseputzen anstelle der Mangoldblätter nehmen: die Strünke der Kohlsorten, die Blätter von Kohlrabi, Rote Bete, Rettich oder Radieschen.

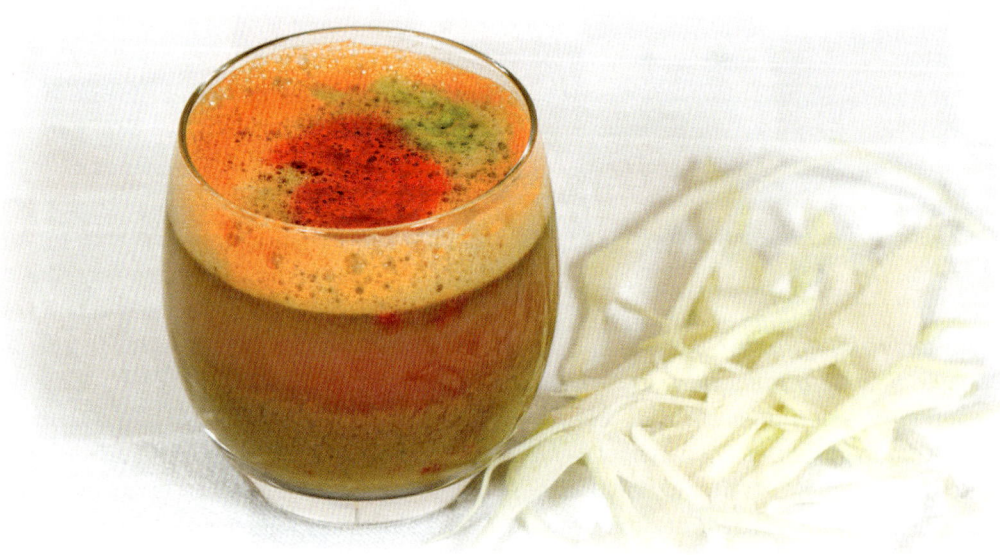

38. Karottensaft mit Endivie

> *Der Saft dient der Blutreinigung und dem Gewebeaufbau.*

5–6 Karotten
2 Blätter Endiviensalat
1 Scheibe Ananas, etwa 1–2 cm dick zur Geschmacksverfeinerung
1 Apfel
1 Handvoll Spinat
¼ Rote Bete
4 EL klare Kokosmilch
1 EL Zedernkerne (oder Pinienkerne)

1. Karotten waschen, Stielansatz entfernen.
2. Ananasscheibe entrinden und der Länge nach in 2–3 Streifen schneiden.
3. Rote Bete und Apfel waschen.
4. Endivienblätter und Spinat waschen und ausschütteln.
5. Alle Zutaten in kleinen Portionen abwechselnd in den Entsafter geben und auspressen. Während des Entsaftens das Zedernkernöl in den Trichter gießen.
6. Saft in ein Glas gießen und löffelweise einnehmen.

> *Tipp*

Endivie als Teil der Saftmischung ist ein sehr wirkungsvolles Mittel, wenn es um Erkrankungen der Augen geht. Darüber hinaus dient sie hervorragend der Behandlung von Anämie und funktionalen Herzrhythmusstörungen nach Chemotherapien sowie der Behebung der Kachexie in kürzester Zeit. Wann immer Karotten und Spinat verwendet werden, ist ein Heilmittel bei sklerotischen Ablagerungen in den Gefäßen und Kalkbildungen an Organen, bei Ekzemen und Anämie verfügbar.

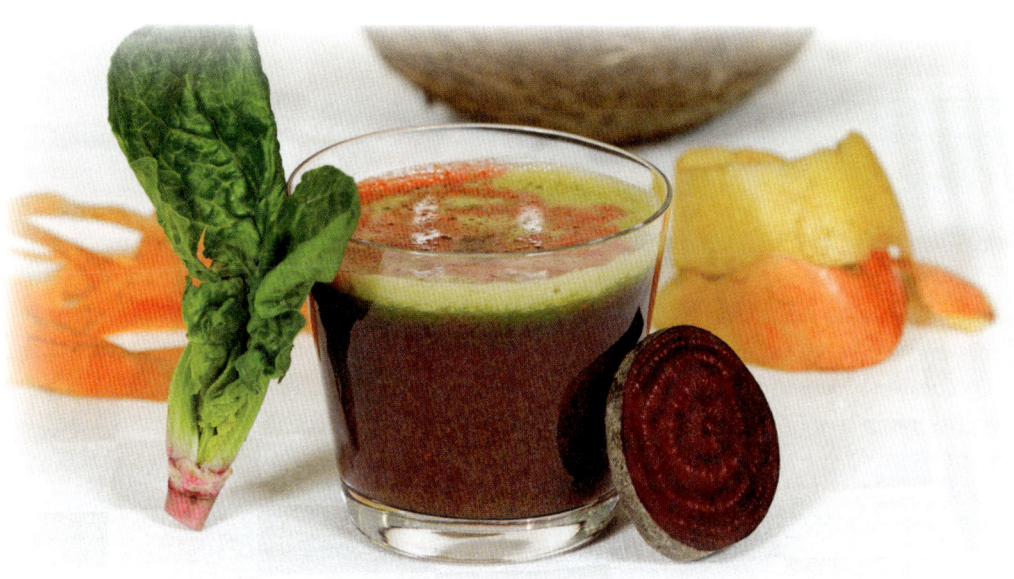

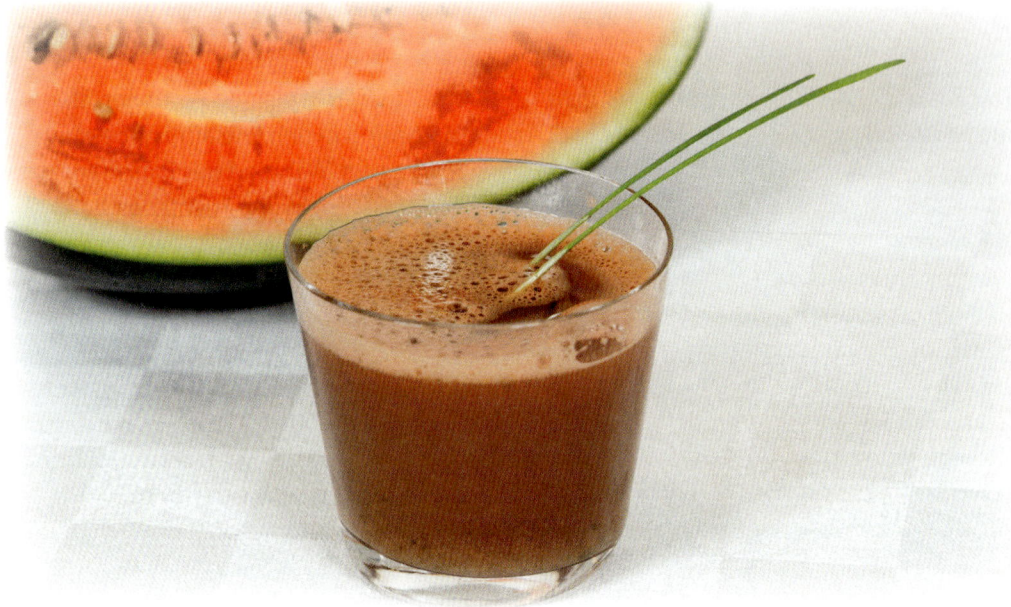

39. Wassermelonen-Gerstengras-Saft

> *Ein Saft, der nicht gerade durch sein schönes Aussehen besticht – er schmeckt jedoch erstaunlich gut.*

1 großes Stück Bio-Wassermelone (1/4 von einer kleinen, 1/8 von einer großen Melone)
1 Büschel Gerstengras

1. Wassermelone waschen, da die Schale mit verwendet wird.
2. Melone in kleine Portionen schneiden.
3. Gerstengras waschen und ausschütteln.
4. Alle Zutaten in kleinen Portionen abwechselnd in den Entsafter geben und auspressen.

5. Saft in ein Glas gießen und langsam löffeln.

> *Tipp*

Sicher haben Sie schon mal erlebt, dass Ihnen zu viel Melonengenuss schlecht bekommt. Das liegt daran, dass der Saft extrem basisch ist (ähnlich wie Spinat) und unsere modernen versäuerten Organismen das nicht mehr gewöhnt sind. Deshalb sollten Sie wenig aufs Mal davon nehmen und im Falle des Rohsaftes ihn langsam löffeln. Der Trunk ist harntreibend, stärkt schwache Nieren, belebt die Zellatmung und fördert die Blutbildung.

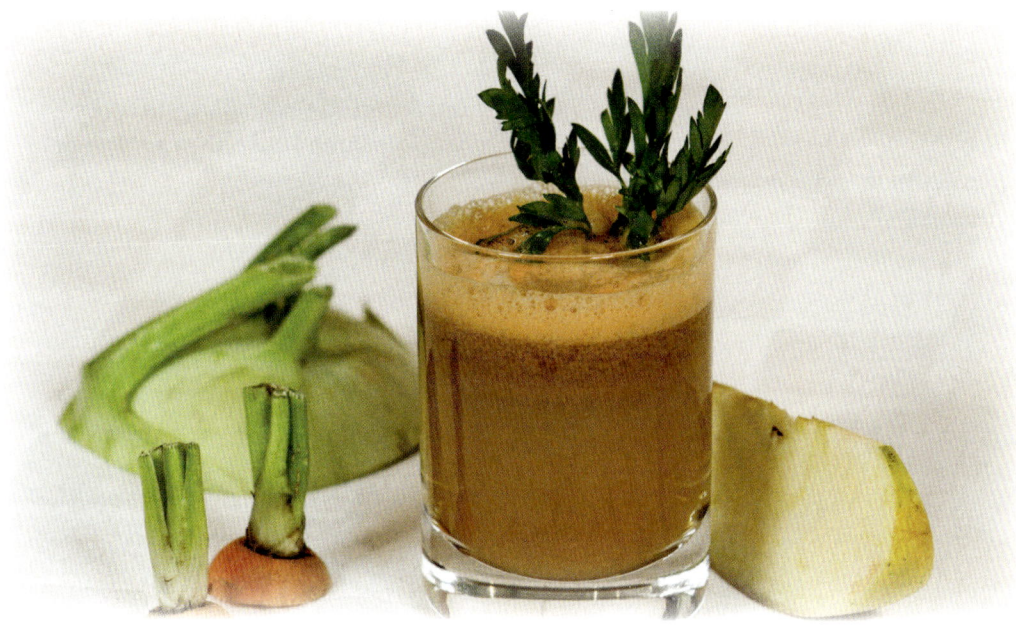

40. Sauerampfer-Gerstengras-Saft

> *„Powertrunk" erster Güte, der hilft, gesunde Zellen und gesundes Gewebe aufzubauen und die Zellatmung zu verbessern.*

5–6 Karotten
1   Handvoll junger Sauerampfer
1   Stängel Petersilie
2   Büschel Gerstengras
1   Apfel
3–4 ungeschälte Kohlrabi
2   Stängel roten Mangold
1   EL Zedernkernöl (oder sonst ein hochwertiges Öl)

1. Karotten waschen, Stielansatz entfernen.
2. Sauerampfer, Gerstengras, Petersilie, Mangold waschen und ausschütteln.
3. Kohlrabi und Apfel waschen, grob in stücke teilen.
4. Alle Zutaten in kleinen Portionen abwechselnd in den Entsafter geben und auspressen. Während des Entsaftens das Zedernkernöl in den Trichter gießen.
5. Saft in ein Glas gießen und langsam löffeln.

> *Tipp*
Wie immer, wenn Petersilie und Gerstengras im Spiel sind, können selbst fortgeschrittene destruktive Prozesse aufgehalten werden.

41. Aroniabeeren-Gerstengras-Saft

> *„Arzneitrunk" zur Stimulierung der Körperabwehr.*

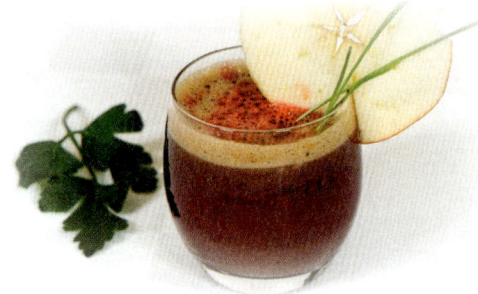

1   **Handvoll Aroniabeeren**
1–2 **Stängel Petersilie**
1   **Büschel Gerstengras**
1   **Apfel**
1   **mittelgroßes Stück Ingwerwurzel**

1. Aroniabeeren, Ingwer und Apfel waschen.
2. Petersilie und Gerstengras waschen und ausschütteln.
3. Alle Zutaten in kleinen Portionen abwechselnd in den Entsafter geben und auspressen.
4. Saft in ein Glas gießen und langsam löffeln.

> *Tipp*

Das ist wieder eine Saftkombination, die geschmacklich zwar eine Herausforderung ist, da sie ziemlich sauer und scharf schmeckt. Aber das Ziel, freie Radikale zu fangen, den oxidativen Stress zu beheben, die Zellatmung und das gesunde Zellwachstum anzuregen, erreicht sie auf direktem Weg.

42. Weißkohl-Apfel-Saft

> *Das Mittel, um Herz, Blut und Leberfunktion in ihren Funktionen zu unterstützen.*

1   **Weißkohlblatt**
1–2 **Äpfel**

1. Äpfel und Weißkohlblätter waschen.
2. Alle Zutaten in kleinen Portionen abwechselnd in den Entsafter geben und auspressen.
3. Saft in ein Glas gießen und löffelweise einnehmen.

> *Tipp*

Dieser Rohsaft weckt in mir alte Erinnerungen, als ich nichts ahnend hörte, er sei das Mittel, um mein krankes Herz und Blut sowie die Leberfunktion in Ordnung zu bringen. Er schmeckt nur mäßig gut. Ich ahnte nicht, wie scharf Weißkohl sein kann, und wie stark er aufgrund seines Schwefelanteils nach faulen Eiern riechen kann. An späterer Stelle werde ich auf den Latte-Weißkohl zurückkommen, der

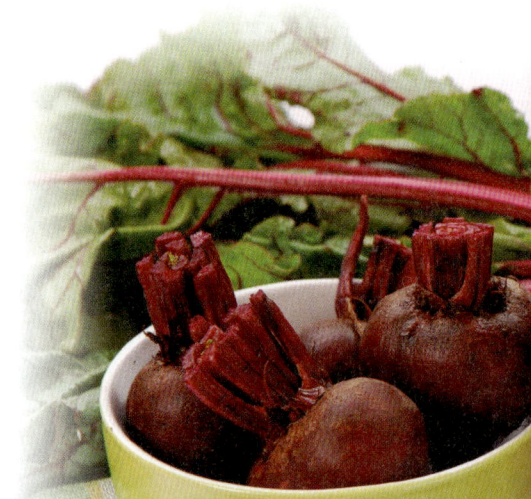

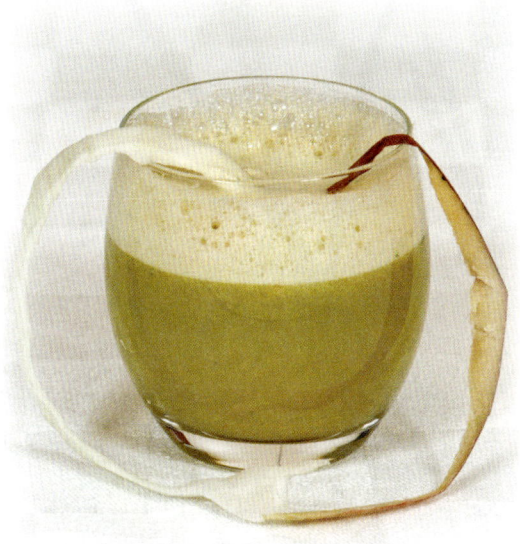

43. Karotten-Rettich-Saft

❭ *Dieser Saft wirkt auf das gesamte Gefäß-system wie ein Flaschen- und Pfeifenputzer.*

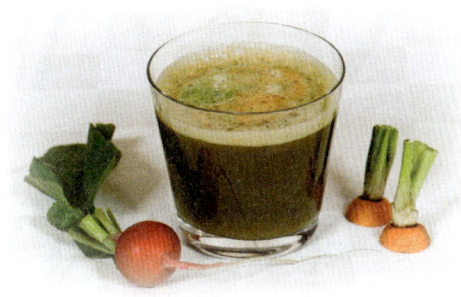

ein geschmackliches Erlebnis ist im Vergleich zum reinen Rohsaft. Aber erstens nehmen Sie davon nur wenig aufs Mal und zweitens trinken Sie ihn auch nicht täglich. Bei Schwerkranken habe ich jedoch Heroen angetroffen, die sofort den Kräftezuwachs, die Erleichterung bei Herz und Leber spürten und den Saft fast täglich löffelten.

5–6 Karotten
2 Stängel Rettichgrün
1 Stück Rettich (weiß, schwarz oder rot nach Belieben)

1. Karotten waschen, Stielansatz entfernen.
2. Rettich waschen.
3. Rettichgrün waschen und ausschütteln.
4. Alle Zutaten in kleinen Portionen abwechselnd in den Entsafter geben und auspressen.
5. Saft in ein Glas gießen und langsam löffeln.

❭ *Tipp*

Seine schlackenauflösenden Nährstoffe dringen bis in die kleinsten Kapillaren, Arteriolen und Venolen. Sollten sich unterwegs noch Entzündungen eingenistet haben, werden sie ausgeheilt. Sollten Bakterien, Viren und Pilze auf dem Ausscheidungsweg zu finden sein, wird das Immunsystem zur Höchstleistung angefacht. Der Saft schmeckt scharf, wird aber durch die Karotten gemildert.

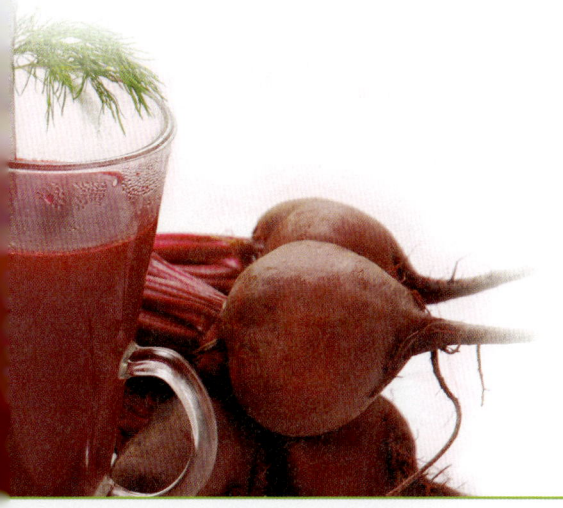

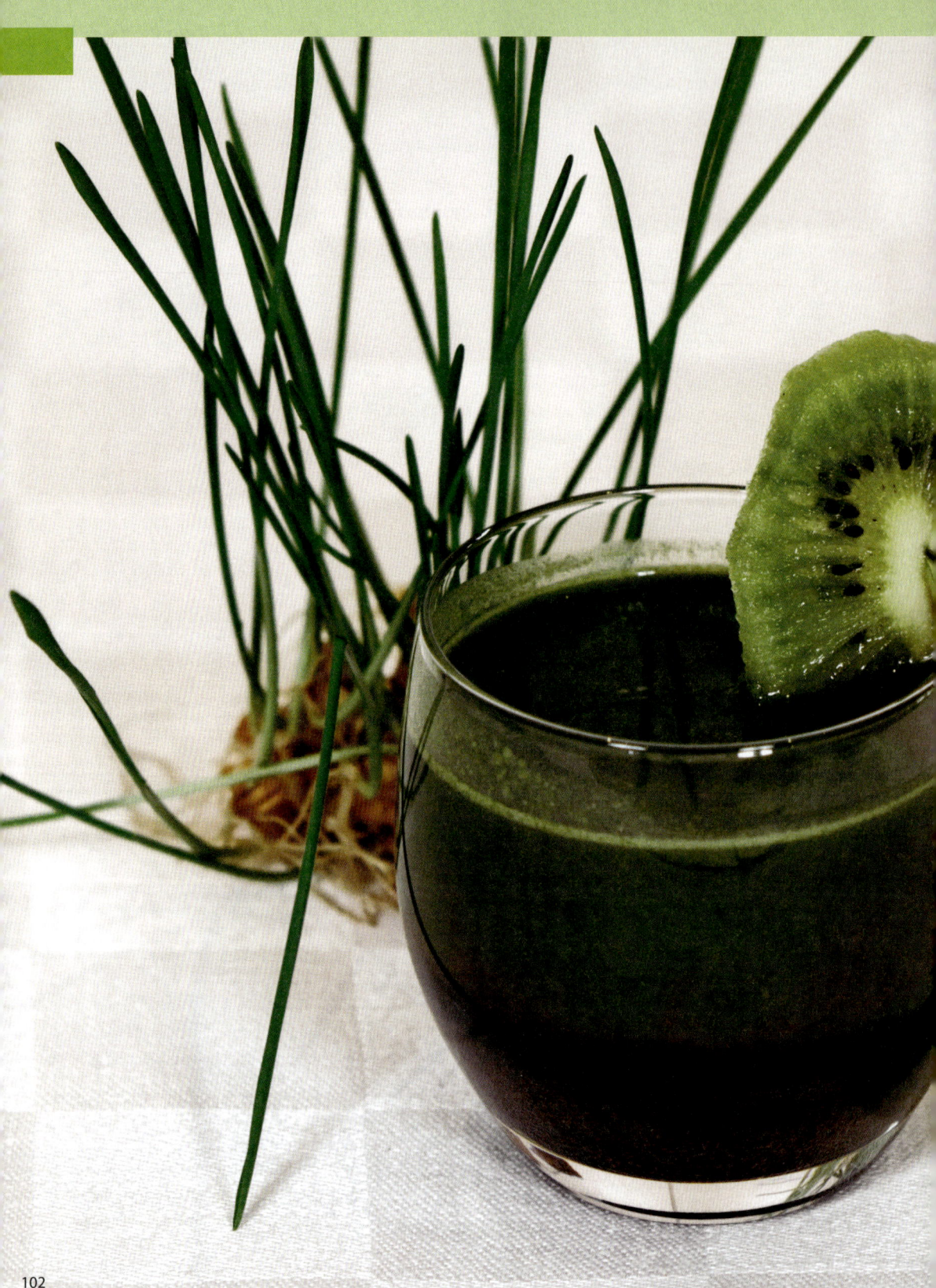

Grüne Smoothies

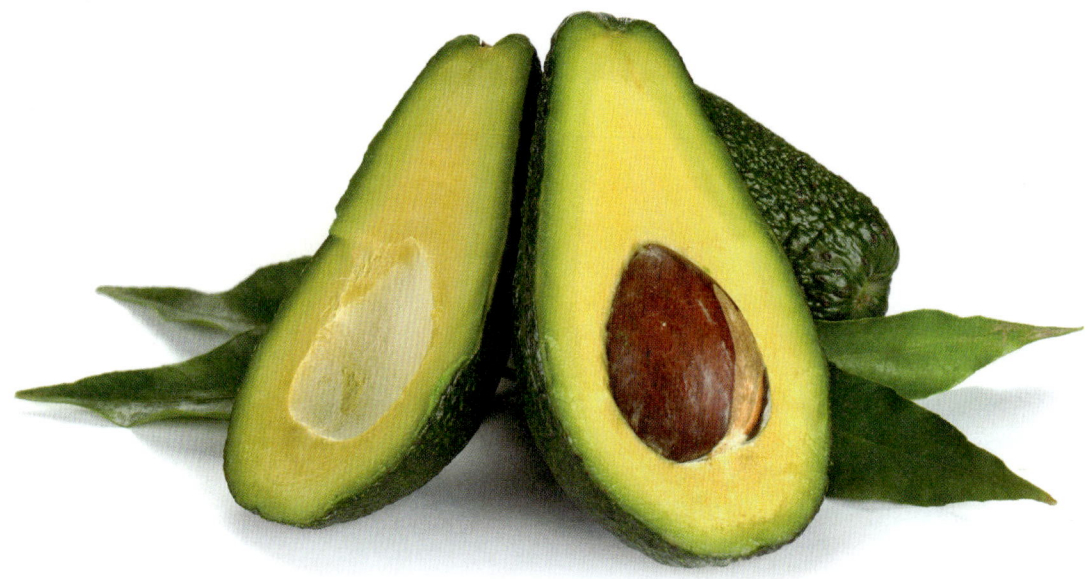

8 Grüne Smoothies

Vom Prinzip der aufbauenden Kräfte von mittags bis abends ausgehend, erfüllen die grünen Dicksäfte den gleichen Zweck wie die grünen Rohsäfte. Es kommt lediglich darauf an, ob sie therapeutisch oder vorbeugend eingesetzt werden. Bei einer Safttherapie setzen wir die Dicksäfte ein, wenn der Kranke wieder in der Lage ist, Ballaststoffe zu verdauen. Außerdem sollte der Organismus wenigstens eine Entsäuerungskur hinter sich haben. Wie schon erwähnt, kommt es beim Trinken grüner Smoothies zu Verdauungsstörungen, weil entweder der Saft eisgekühlt oder wie Wasser getrunken wird, mit Wasser verdünnt wird, vor allem aber, weil offensichtlich der Organismus an so viel basische

Nahrung nicht gewöhnt ist. Daher empfehle ich allen, die ihre Gesundheit stärken wollen, zunächst folgende Kur durchzuführen.

8.1 Entsäuerungskur[1] als Voraussetzung für die grünen Smoothies

Da wir modernen Menschen alle im Blut und Gewebe durch den Lebensstil, die säurereiche Nahrung, die hauptsächlich sitzende Tätigkeit und die Umweltbelastung versäuert sind, sollten Sie ein paar Regeln beherzigen, um den größten Nutzen aus der Kur (s. u.) zu ziehen:

---

1 Alle Zutaten bekommen Sie im „Naturhaus" beim Narayana Verlag, siehe im Anhang.

- Führen Sie diese Kur 10 Tage durch, machen Sie eine Woche Pause und wiederholen Sie die Kur nur ein Mal. Danach sollte der Organismus Zeit haben, die Veränderungen zu verarbeiten.
- Die Natron-Entsäuerungskur hat nur Sinn, wenn Sie Ihren Lebensrhythmus finden, d.h. täglich Pausen in Ihre Betriebsamkeit einlegen. Machen Sie viele kleine Pausen, als stundenlang durchzuarbeiten und dann erschöpft zusammenzubrechen.
- Zumindest während der Entsäuerung sollten Sie Ihre Essgewohnheiten auf Trennkost umstellen.
- Damit die Säuren aus dem Unterhautgewebe leichter ausgeschieden werden und Sie keine Kopfschmerzen, Schwindelgefühle oder Übelkeit bekommen, nehmen Sie die beiden Schüßlersalze *Natrium sulfuricum* D6 und *Natrium phosphoricum* D6, täglich ein, jeweils 3 Tabletten im Abstand von 3 Stunden.

Praxistipp

Die Natron-Kur wird 10 Tage durchgeführt, um die Regulationsfähigkeit des Körpers zu unterstützen, damit er sich schneller auf basische Nahrung umstellen kann und bei der Zufuhr von natürlichen Säuren wie z.B. Obstsäuren diese schneller in Basen umbauen kann.
- Morgens nüchtern ¼ oder ½ TL Naturnatron in kaltem Wasser anrühren, dann heißes Wasser dazugeben, umrühren. So heiß wie möglich trinken.
- Einige Minuten später 1 Glas kühles Wasser mit 6–12 Tropfen Zitrone trinken.
- Etwa 15 Minuten nach dem Zitronensafttrunk 4–5 Streifen Agar-Agar kauen und gut einspeicheln (räumt alle Schlacken aus).

- Mit dem Frühstück 15 Minuten warten.
- Zwischen den Mahlzeiten ½ TL grüne Mineralerde in Wasser einnehmen.
- Abends 1 EL Mineralöl (Petrolatum) einnehmen.

8.2 Zutaten für grüne Smoothies

Salate und Gemüse enthalten viel Wasser. Werden sie gemixt, entsteht eine dünnflüssige Brühe, der wir wenig Geschmack abgewinnen können.

Praxistipp

Wie bei den Obst-Smoothies die Banane ein geschmeidiges Püree erzeugt und als Geschmacksverfeinerung dient, verwenden wir bei den Gemüse-Smoothies Avocados.

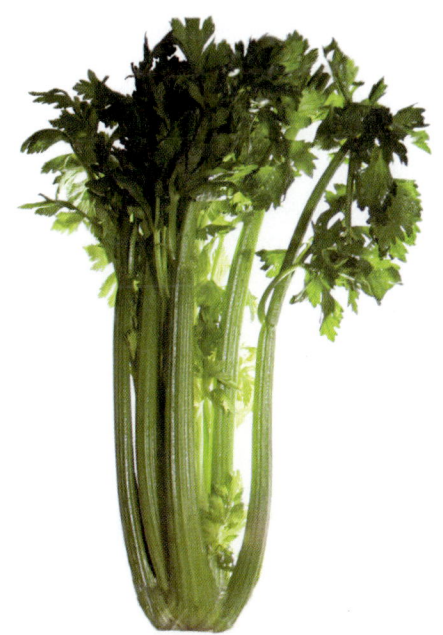

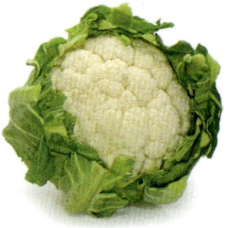 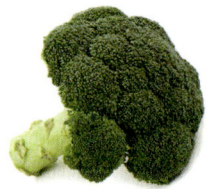 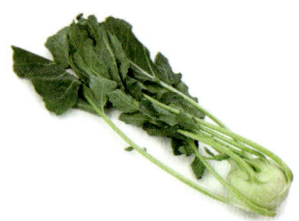

Avocados sind sehr fett- und eiweißhaltig. Das machen wir uns für den Aufbau von allen Körpergeweben zunutze.

Für die Herstellung eines aufbauenden und gut verdaulichen Smoothies sollten wir vor allem Blattgemüse und das zarte Grün von Knollen und Wurzeln mit Avocado kombinieren.

Die Strünke von Brokkoli, Weißkohl, Spitzkohl, Grünkohl, Wirsing oder Blumenkohl schmecken süßlich. Vielleicht erinnern sich die Älteren unter uns noch daran, dass wir Kinder nach dem Krieg statt Schokolade Kohlstrünke als „Süßstoff" knabberten. Aus heutiger Sicht kann ich nur sagen, dass das eine sehr gute Alternative war – fürs Immunsystem, für die Zähne und für die Psyche, nämlich nicht so schnell zuckersüchtig zu werden. Jetzt, nach 60 Jahren, setzen wir die Strünke sogar therapeutisch ein, da in ihnen oft noch mehr Nährstoffe stecken als in den Knollen oder Blättern.

Das zarte Grün des Fenchels ist ebenso wertvoll wie das der frischen Karotten. Ferner können wir Blattsalate und Spinatblätter gut für Smoothies verwenden. Obgleich ich es schon gesagt habe, wiederhole ich es dieser Stelle:

Merke
· ·

In Gemüse-Smoothies gehören weder Bananen noch anderes Obst, da sich die Fruchtsäuren mit den stark alkalischen Gemüseanteilen nicht vertragen.

· ·

Auf der folgenden Abbildung sehen Sie eine Auswahl frischer Zutaten zu grünen Smoothies: Dillspitzen, Kerbel, Basilikum, Rettichblätter, Minze, Avocado, Brokkolistrunk, Spitzkohlstrunk, Brunnenkresse, Stangenselleriegrün, Spinat, Feldsalat. Von allem nimmt man immer nur wenig.

8.3 Rezepte für grüne Smoothies

Auch grüne Smoothies müssen stets frisch zubereitet werden, aber immer nur in kleinen Mengen. Das ist zwar ein bisschen Aufwand, doch lässt sich der Mixer schnell ausspülen und die Zutaten sind schnell bei der Hand. Entgegen den Angaben in einigen Büchern über Smoothies verwenden wir keine Süßungsmittel wie Honig, Ahornsirup oder Birnendicksaft. Sicher kann ein gesunder Mensch gesüßte Gemüsesäfte vertragen. Aber mein Maßstab sind die Smoothies als Therapeutikum bei chronischen Krankheiten. In diesem Falle beachten wir, dass die stark basische Eigenschaft der Gemüsesäfte nicht durch Zuckerstoffe beeinträchtigt wird, da sie sonst säuern.

Merke
· ·

Die Bestandteile der Smoothies müssen entweder gar nicht oder nur grob zerteilt werden.

· ·

44. Fenchel-Kohl-Smoothie

> *Durch die aromastarken Fiederblättchen des Fenchels lieblich schmeckender Dicksaft. Er ist außerdem sehr sättigend und sollte langsam gelöffelt werden.*

½ Avocado
1 Handvoll Blätter von 1 Kohlrabi
1 EL gefiederte Blättchen einer Fenchel-knolle
1 Strunk vom Weißkohl
1–2 äußere Blätter vom Kopfsalat

1. Avocadohälfte mit dem Löffel auslöffeln und gleich in den Mixer geben.
2. Kohlrabiblätter von den Stielen befreien und kurz waschen und ausschütteln.
3. Kopfsalatblätter waschen und ausschütteln.
4. Zutaten in den Mixer geben und so lange mixen, bis ein homogenes Püree entsteht.
5. Eventuell mit etwas frisch gepresstem Gemüsesaft beliebiger Art verdünnen.
6. Smoothie in ein Glas gießen und löffelweise einnehmen.

> **Tipp**

Durch die immunstärkenden Nährstoffe hat das Püree zum einen den Vorteil, dass Wunden schneller heilen und zum andern, dass die Blutbildung und Zellatmung angeregt wird. Ich kann nicht oft genug darauf hinweisen, wie wichtig es ist, die Zellatmung zu mobilisieren. Nicht nur bei Krebs, auch bei etlichen anderen schweren Krankheiten unserer Zeit besteht eine Sauerstoffunterversorgung der Zellen.

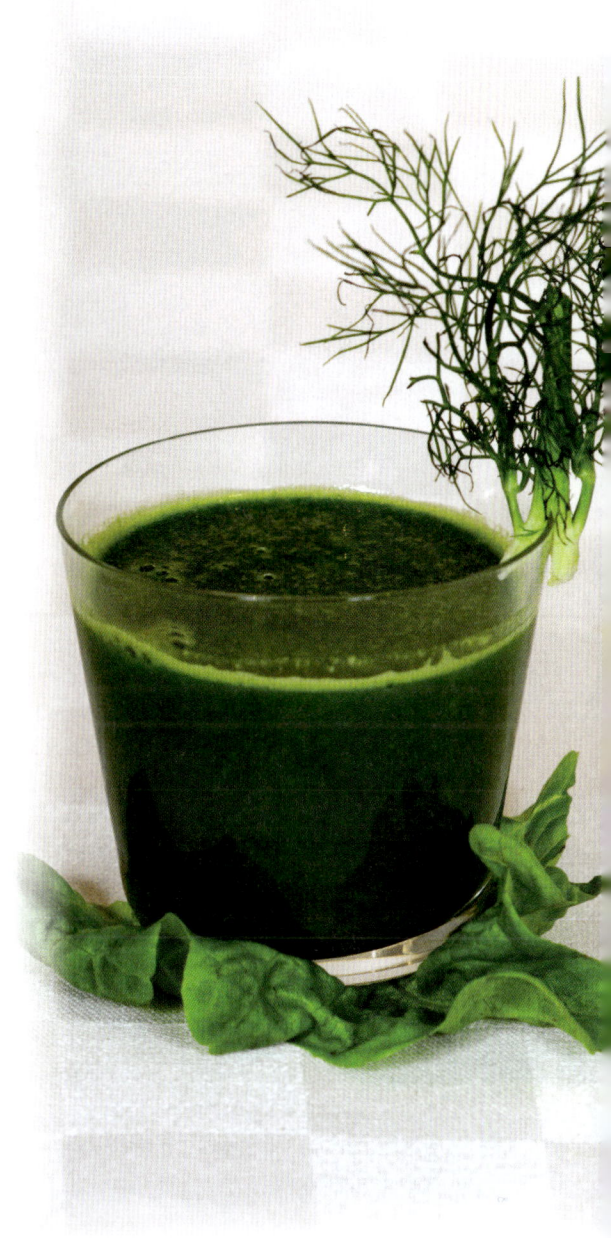

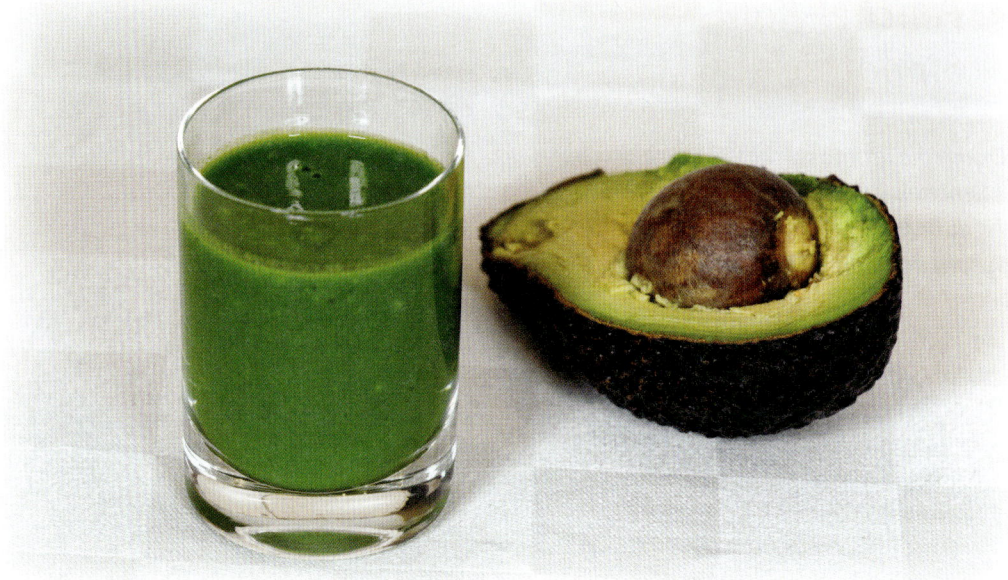

45. Avocado-Spinat-Smoothie mit Feldsalat

> *Zur Vitalisierung von Körper und Geist.*

½ **Avocado**
100 g **Spinatblätter**
100 g **Feldsalat**

1. Avocadohälfte auslöffeln und die Stücke gleich in den Mixer geben.
2. Spinat und Feldsalat waschen und ausschütteln.
3. Zutaten in den Mixer geben und so lange mixen, bis ein homogenes Püree entsteht.
4. Eventuell mit etwas frisch gepresstem Gemüsesaft beliebiger Art verdünnen.
5. Smoothie in ein Glas gießen und löffelweise einnehmen.

> *Tipp*

Dieser Dicksaft ist nicht nur ein „Powertrunk", um den psychischen Stress einer Krankheiten oder Lebenssituation zu bemeistern, sondern auch, um den oxidativen Stress im Zellstoffwechsel sanft zu beheben. Die Blutbildung, die gesunde Zellteilung und Zellvermehrung sowie die Nahrung für die immunkompetenten Zellen sind durch diesen enzymreichen Gemüse-Smoothie angeregt. Zugegeben, er schmeckt etwas herb. Aber Sie werden die Vitalisierung von Körper und Geist schon bald nach dem Verzehr merken, wenn Sie ihn langsam löffeln.

46. Avocado-Smoothie mit Selleriegrün

> *Zur Reinigung von Schleimhäuten.*

½ Avocado
1 Stängel Selleriegrün
1 Blatt Mangold (weiß oder rot)
1 EL klare Kokosmilch

1. Avocadohälfte auslöffeln und die Teile gleich in den Mixer geben.
2. Selleriegrün und Mangoldblatt von allen harten Teilen befreien, kurz abwaschen und ausschütteln.
3. Zutaten in den Mixer geben und so lange mixen, bis ein homogenes Püree entsteht.
4. Mit Kokosmilch verdünnen.
5. Smoothie in ein Glas gießen und langsam löffeln.

> *Tipp*

Bei diesem Smoothie geht es primär um den Aufbau von Blut- und Lymphflüssigkeit und den Abbau von Bakterien und Pilzen im Magen-Darm-Kanal.

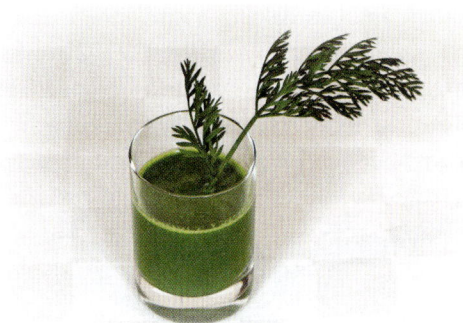

47. Avocado-Smoothie mit Karottengrün

> *Die Venen werden gestärkt und von Ablagerungen befreit.*

½ Avocado
Blätter von 1 Rote Bete
1–2 EL Grün frischer Karotten
1 EL Kräuter der Jahreszeit

1. Avocadohälfte auslöffeln und die Teile in den Mixer geben.
2. Blätter der Rote Bete von allen harten Teilen befreien, kurz abwaschen und ausschütteln.
3. Karottengrün kurz abwaschen und ausschütteln.
4. Kräuter kurz abwaschen und ausschütteln.
5. Zutaten in den Mixer geben und so lange mixen, bis ein homogenes Püree entsteht.
6. Eventuell mit etwas frisch gepresstem Gemüsesaft nach Wahl verdünnen.
7. Smoothie in ein Glas gießen und langsam löffeln.

> *Tipp*

Dieser Dicksaft dient dem Aufbau von Schleimhaut und der Blutbildung. Das geschieht noch intensiver durch die Bete-Blätter als durch die Knolle selbst. Auch Ablagerungen in Venen und Arterien können leichter abtransportiert werden, weil der Saft Leber und Nieren reinigt und die Ausscheidung anregt. Da im Frühjahr andere Kräuter in Garten und freier Natur zur Verfügung stehen als im Sommer oder Herbst, erhält dieser Saft immer eine neue Komponente zur Stärkung von Organsystemen.

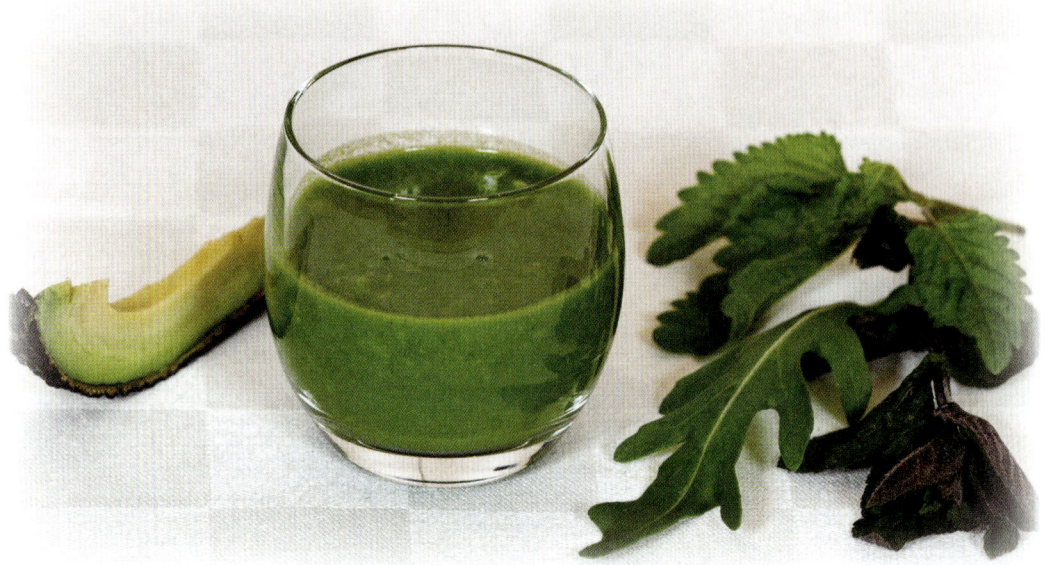

48. Avocado-Rucola-Smoothie

❯ *„Power-Smoothie", weil alle Stoffwechsel-vorgänge im Körper gestärkt werden.*

½ **Avocado**
1 **Handvoll Rucola**
   Ein paar Blättchen von Basilikum, Kerbel und Minze
1–3 **EL klare Kokosmilch**

1. Avocadohälfte auslöffeln und alle Teile in den Mixer geben.
2. Rucola und Kräuter kurz waschen und ausschütteln.
3. Zutaten in den Mixer geben und so lange mixen, bis ein homogenes Püree entsteht.
4. Mit Kokosmilch verdünnen.
5. Smoothie in ein Glas gießen und langsam löffeln.

❯ *Tipp*

Dieser Dicksaft ist besonders gut geeignet, wenn Sie Fettpolster abbauen wollen oder müssen aufgrund von Übergewicht. Dabei ist immer zu beachten, dass der Mineralstoffhaushalt nicht darunter leidet. Rucola ist mit Recht ein „Mo-de-Salat" geworden, denn er enthält 14 Spurenelemente und wertvolle Mineralien (➡ Tab. 7.1). Er entwässert und regt das Immunsystem so stark an, dass Bakterien und andere Schadstoffe ausgeschwemmt werden. Die stoffwechsel aktivierende Wirkung lässt sich besonders gut bei Patienten mit Hautkrankheiten beobachten, indem über den Leber- und Nierenstoffwechsel auch der Hautstoffwechsel angeregt wird.

49. Avocado-Kiwi-Smoothie

› *Dieser Dicksaft hilft, die oberen Luftwege von Schlacken und Schleim zu befreien.*

½ Avocado
1 geschälte Kiwi
Blätter von Brunnenkresse, Basilikum, Spinat, Feldsalat
1–4 EL Saft von Rettichgrün, Karotten, Rote Bete, 1 Büschel Gerstengras

1. Avocadohälfte auslöffeln und die Teile in den Mixer geben.
2. Blätter der Kräuter kurz waschen und ausschütteln.
3. Rettichgrün, Karotten, Rote Bete, 1 Büschel Gerstengras zu einem Rohsaft entsaften.
4. Alle festen Zutaten in den Mixer geben und von dem Rohsaft so viel zufügen, damit ein homogenes Püree entsteht. Den restlichen Rohsaft trinken.
5. Smoothie in ein Glas gießen und langsam löffeln.

› *Tipp*

Sicher sind Sie erstaunt, dass in diesem Rezept die Kiwi auftaucht. Wie die Ananas ist auch die grüne Kiwi nicht ganz Obstfrucht und nicht ganz Gemüse. Anders bei der gelben oder Goldkiwi. Diese Züchtung geht mehr in Richtung Obstfrucht. Die Ambivalenz der grünen Kiwi können wir uns bei den

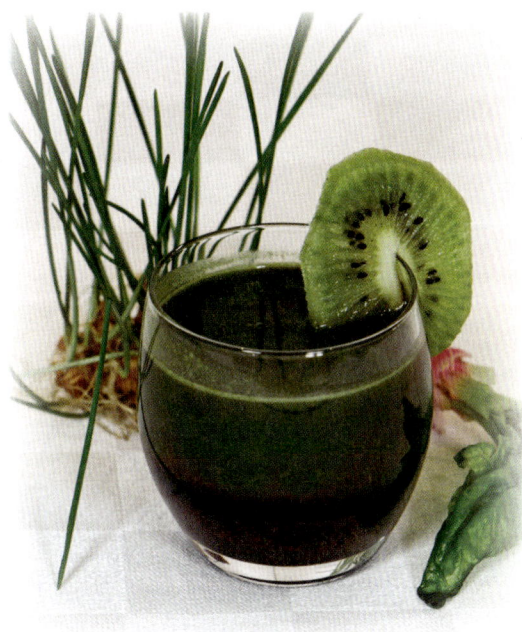

Smoothies zunutze machen, die herb schmecken. Das bewirkt bei diesem Rezept vor allem die scharf schmeckende Brunnenkresse. Doch der Dicksaft schmeckt ausgezeichnet, weil die saure Kiwi durch die Avocado gemildert und die scharfe Brunnenkresse durch die Kiwi „besänftigt" wird.

Dieser Dicksaft dient hauptsächlich der Regeneration der Atemorgane, indem alte Schlacken aus Nasen- und Stirnhöhlen verflüssigt und ausgeschieden werden. Da die Atemorgane in dem Maße besser arbeiten, wie die Leber frei wird, regeneriert der Saft auch den Leberfunktionskreis mit Leber, Milz und Gallenblase. Das wirkt sich wiederum heilsam auf Herz und Kreislauf aus, denn viele Leber-Gallenprobleme behelligen dieses Organsystem.

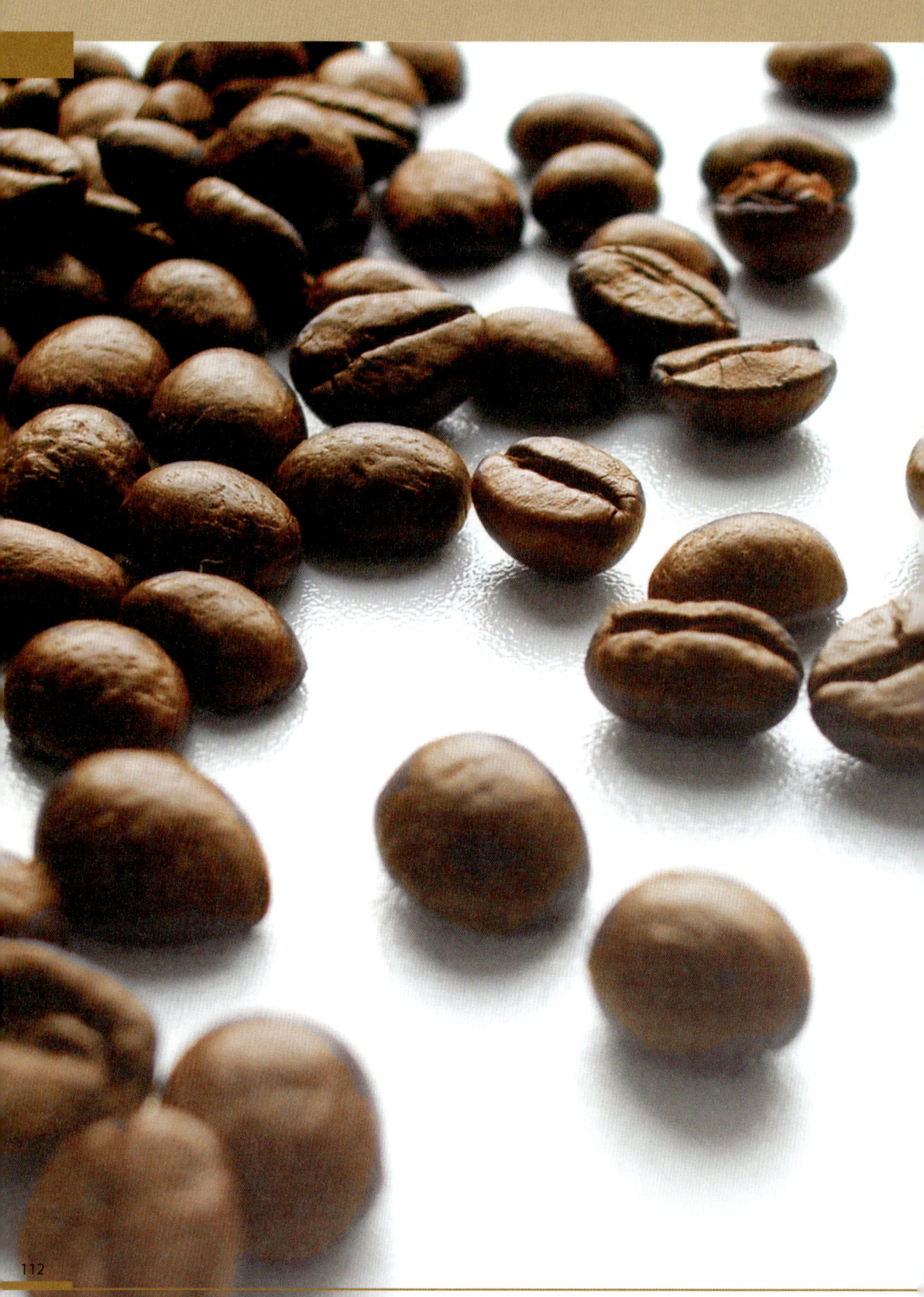

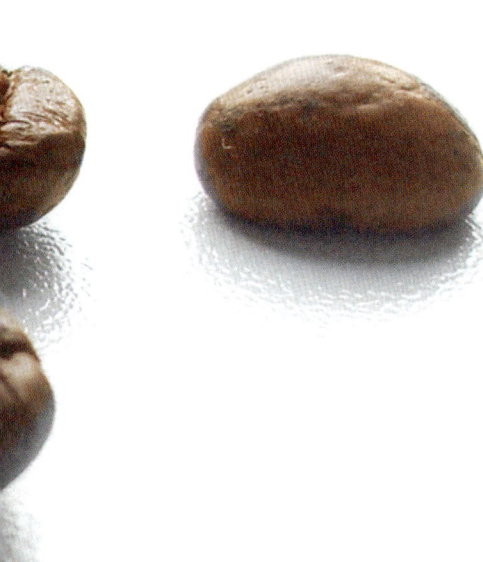

Milchschaum-getränke

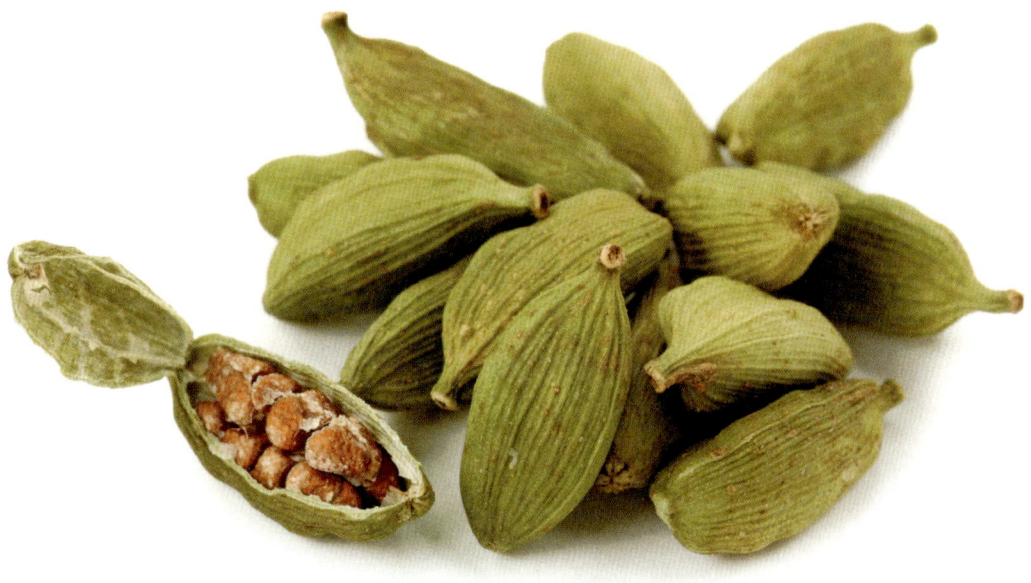

9 Milchschaumgetränke (Latte macchiati)

Mit diesen wunderbaren Getränken gelangen wir mehr und mehr in die Abteilung „Genuss". Der „Latte macchiato" ist aus dem Angebot italienischer Kaffeespezialitäten nicht mehr wegzudenken. Die meisten Menschen wissen nicht die genaue Übersetzung. Das ist auch gut so, weil darin leider immer noch das Stigma der katholischen Kirche mitschwingt. Auch wenn mit dem ursprünglichen Kindergetränk nur die „kleine Befleckung = Sünde" gemeint ist, so bleibt doch der Geschmack eines Sündenbewusstseins. Darum ist es besser, nicht weiter über die Wortbedeutung nachzudenken und sich dem heilsamen Wesen des Getränks an-

zunähern. Fünf Gründe animierten mich, die Milchschaumgetränke in den Reigen der therapeutisch wirksamen Säfte aufzunehmen:

- Die Milch wird aufgeschäumt und dadurch besser verdaulich.
- Durch das Aufschäumen gelangt mehr Sauerstoff in das Getränk.
- Durch den Fettanteil in der Milch werden die fettlöslichen Vitamine aufgeschlossen.
- Herbe Säfte werden geschmacklich durch die Milch gemildert.
- Milchschaumgetränke sind besonders nahrhaft.

Der Latte macchiato kann heiß oder kalt verwendet werden. Das hat große Vorteile. Erstens werden herb schmeckende Gemüse-Rohsäfte verfeinert und daher lieber getrunken. Zweitens wird der Übergang vom notorischen Filterkaffeetrinken zum heilsamen Grünteetrinken erleichtert.

Die ganzheitliche Behandlung chronisch Kranker erfordert vom Patienten Geduld und viel Arbeit an den zugrunde liegenden Konflikten. Es geht immer um einen Bewusstseinswandel im Denken, Fühlen und Handeln. Das tut fast niemand freiwillig. Meistens wählen wir Menschen eine Krankheit, um wieder in die Mitte, Vernunft und Harmonie zu finden. Da das so ist und ich mich als Therapeutin von diesem menschlichen Verhalten nicht ausschließe, habe ich ein großes Herz für Menschen, die bereit sind, ihre Glaubenssätze loszulassen und den Weg in die innere Freiheit zu gehen. Auf diesem Weg soll es ihnen gut gehen. Darum gibt es in meinem Verständnis ganzheitlicher Behandlung nicht nur die Pflichtübungen, sondern auch die „Kür", die Freude am Gesundwerden. Das geschieht, indem Lust und Genuss ins Spiel kommen, sobald jemand wieder genügend Lebenskraft hat.

Merke

Sind die Roh- und Dicksäfte noch ganz der Aufgabe gewidmet, die Organsysteme wieder funktionsfähig zu machen, dienen die Milchschaumgetränke dem Körper und dem Geist, der in ihm wohnt.

9.1 Materialien und Zutaten für Milchschaumgetränke

Schauen wir, welche Utensilien zur Herstellung warmer und kalter „Latte macchiati" notwendig sind: Auf Abbildung 9.1 sehen Sie im Vordergrund einen batteriebetriebenen Milchschäumer, der kalte und warme/heiße Milch aufschäumt. Im Hintergrund steht ein elektrischer Milchschäumer, der in verschiedenen Graden warmen Milchschaum herstellt, aber auch nur Milch auf etwa 60° erhitzt.

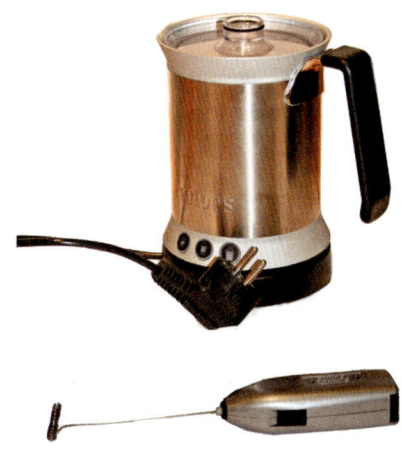

Abb. 9.1: Zwei Arten Milchschäumern

Milch ist ein tierisches Produkt und eines der wertvollsten Nahrungsmittel, das uns lebendige Kühe, Ziegen und Schafe schenken. Dass es heute so viele Milchallergiker gibt, liegt zum einen an der degenerierten Nutztierhaltung und zum andern an dem degenerierten Umgang mit dem menschlichen Immunsystem. So wie auf der Seite der Nutztierzüchter eine erfreuliche Öko-Bewegung in Gang gekommen ist und eine artgerechte Haltung immer selbstverständlicher wird, ist auch auf der Seite der Menschenbehandlung die Ganzheitsmedizin auf dem Vormarsch. Wenn wir nämlich etwas dringend für eine bessere Volksgesundheit brauchen, dann ein intaktes Immunsystem. Es muss also auf beiden Seiten etwas geschehen, dass ein Nahrungsmittel nicht stigmatisiert wird, nur weil Menschen kein Gefühl für sich selbst und für Tiere haben. In unserer Gesellschaft können wir uns Allergien leisten. Dort, wo Hunger ist, gibt es keine Allergien. Warten wir nicht, bis auch wir Hunger leiden, sondern setzen wir unseren gesunden Menschenverstand ein.

Merke

. . . .

Welche Milch kann man für Latte macchiato verwenden? Ziegenmilch, Kuhmilch, Schafsmilch, Sojamilch (nur mit dem Handgerät schäumbar) und Mandelmilch. Die Versuche mit Hafermilch sind mäßig gut, sie im kalten Zustand aufzuschäumen, im warmen Zustand gar nicht. Aber Mandelmilch lässt sich sehr gut warm aufschäumen.

Außer Kaffee können folgende Ingredienzen verwendet werden. Grüntee, Gewürze (Yogi-Tee), Gemüse-Rohsäfte. Grüntee und Gewürze werden heiß aufgebrüht, Gemüse-Rohsäfte sind selbstverständlich kalt. Obstsäfte eignen sich nicht für Milchschaumgetränke, weil ihre Säure die Milch gerinnen lässt. Das ist auch nicht weiter tragisch, weil Obstsäfte meistens lecker schmecken, während Gemüsesäfte zum Teil gewöhnungsbedürftig sind.

. . . .

9.2 Warme Milchschaumgetränke

Um heilsame Milchschaumgetränke herzustellen, brauchen Sie neben dem Milchschaum auch Grüntee und Gewürztee. Beginnen Sie mit 50 ml warm aufgeschäumte Ziegenmilch. Mit einer solch kleinen Menge empfehle ich anzufangen, wenn jemand noch im Heilungsprozess ist. Wer gesund ist, wähle eine größere Menge. Doch gilt es, grundsätzlich Folgendes zu beachten.

Merke

. . . .

Milch vom Tier ist am bekömmlichsten, wenn sie maximal bis 65° erhitzt wird. Bitte Teethermometer benutzen! Milch wird schwer verdaulich, wenn sie entweder zu kalt getrunken oder gekocht wird. Dann bildet sie eine Haut und zeigt, dass sich Fett und Eiweiß trennen.

Auf Abbildung S. 117 habe ich ein paar hoch bewährte Zutaten zusammengestellt. Palmzucker und Birkenzucker als besonders hochwertige Süßungsmittel. Unter dem Begriff „Gula Java Macha[1]" wurde ein sehr schmackhaftes Grünteegetränk entwickelt, das mit Palmzucker gesüßt ist. Die Basis bildet der japanische Grüntee-Pulvertee (Macha). Sie können aber auch ein kleines Döschen oder Päckchen Macha kaufen und den reinen Tee verwenden. Ferner sehen Sie drei Beispiele fertiger Gewürzmischungen so genannter „Yogi-Tees" oder „Chai" (indisches Wort für Tee). Ich empfehle meinen Patienten und in der Ausbildung von Gesundheitspraktikern, selbst einen Gewürztee herzustellen, da sie die meisten Gewürze zu Hause vorrätig haben.

. . . .

1 Von der Firma Aman Prana im Reformhaus erhältlich.

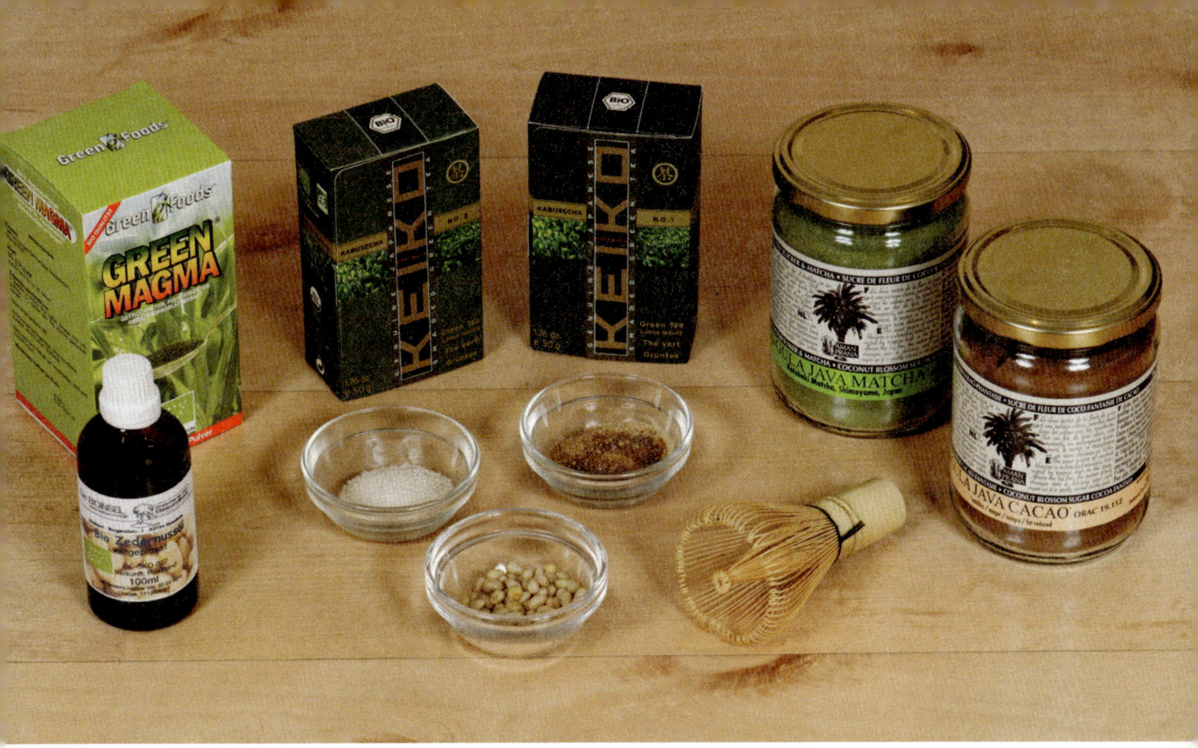

Praxistipp

Als Basis nimmt man Tee aus Kakaoschalen und legt sich am besten einen Vorrat von folgender Mischung an:

- 4   EL Kakaoschalen
- 1   TL Prise Süßholz
- 1   TL Kardamomkörner
- 1   TL ganze Nelken
- 3   Stücke Sternanis zerkleinert
- 1   Zimtstange zerkleinert
- 1   TL Vanillepulver
- ¼   TL pulverisierte Muskatblüte
- ¼   TL gemahlenes Ingwerpulver

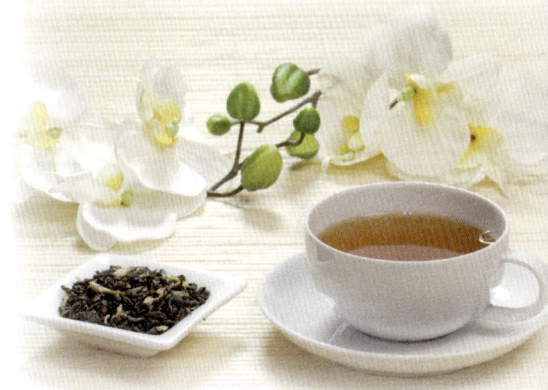

Alles gut mischen und in einer gut verschließbaren Dose aufbewahren.

Der Tee ist stark und scharf. In Indien werden die Gewürztees mit Milch und Zucker geschmacklich verfeinert und gemildert. Doch verträgt diese Zubereitung nicht jeder. Wesentlich bekömmlicher wird das Getränk als Latte macchiato.

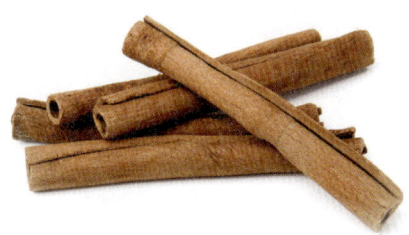

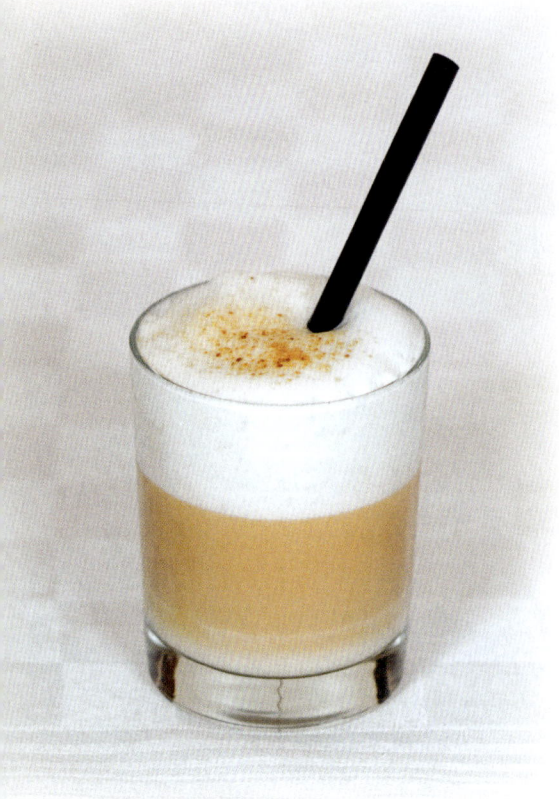

50. Latte Gewürztee

> *Kann mehrmals am Tag getrunken wer-
den. Dazu sollte nichts gegessen werden.
Das fällt allerdings auch nicht sonderlich
schwer, da er sehr sättigend ist.*

**1–2 TL Gewürztee
1 TL Palmzucker oder Birkenzucker oder
Ahornsirup
50–60 ml warme Milch**

1. Gewürztee in einem Becher mit kochendem Wasser anbrühen, 3 Minuten ziehen
   lassen. Eventuell 1 TL Süßungsmittel zufügen (Palmzucker, Birkenzucker, Ahornsirup usw.).
2. Warme Milch in einem hohen Glas aufschäumen, Gewürztee langsam in die
   geschäumte Milch gießen.
3. Warten, bis sich der Gewürztee unten
   absetzt und sich die typische Latte-mac-
   chiato-Schichtung ergibt.
4. Mit einem Strohhalm trinken oder mit
   einem langen Löffel umrühren und
   schluckweise trinken.

> **Tipp**

Der Latte-macchiato-Gewürztee ist vor allem
ein gesundes Psychopharmakon. Immer, wenn
Vanille im Spiel ist, wirkt eine Speise stimmungsaufhellend. Kakaoschalen, Zimt und
Kardamom sind nierenstärkend. Man kann
sogar eine regelrechte Nieren-Kur mit dieser
Teemischung durchführen. Gleich welcher Mischung wirken die genannten Gewürze zudem
immer wärmend auf die Verdauungsorgane
und regen den Kreislauf an.

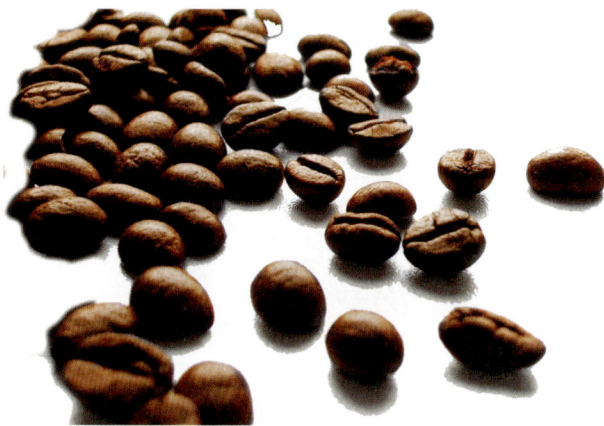

51. Latte-Grüntee

> *Eine ganz andere Heilwirkung hat der japanische Grüntee, genauer der Pulvertee Macha (sprich: Ma-tscha). Er enthält folgende Nähstoffe:*

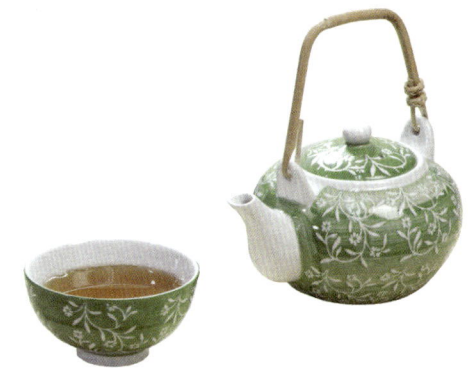

- Tagesbedarf an Vitamin C, B_1, B_2, B_3 und B_7, Vitamin E, K, Folsäure, Zink, Mangan. Er hat die 6-Fache Vitamin-C-Menge einer Zitrone – und dies in besonders haltbarer Form. Selbst nach 10-minütigem Kochen dieses Tees sind noch 80% Vitamin C erhalten!
- Japanischer Grüntee unterstützt das Immunsystem, zerstört freie Radikale[2], Viren und Bakterien.
- Komplexe Moleküle verhindern das Eindringen pathogener Fremdstoffe in die Organe.
- Das Polyphenol oder Catechin EGCG (Epigallocatechingallat) hat das größte antikanzerogene Potenzial (krebshemmende Wirkung). Es kann das Wachstum der Gefäße, die einen Tumor versorgen (Angiogenese) in kürzester Zeit blockieren bzw. verhindern. Laborversuche bestätigen: Bei Zellkulturen hemmt EGCG das Zell-/Tumorwachstum/Angiogenese von Leukämien, Nierenkrebs, Brustkrebs, Mundkrebs, Prostatakrebs, Hautkrebs.

In der ganzheitlichen Krebstherapie ist der japanische Grüntee sowieso obligat. Aber auch bei allen anderen chronischen Krankheiten nutzen wir seine Stärke, die Zellatmung und das Immunsystem zu aktivieren, die Psyche aufzuhellen und den Organismus mit wichtigen Nährstoffen zu versorgen.

Zu Beginn einer Therapie ist die Umstellung von Kaffee auf Grüntee für viele Patienten nicht einfach. Vor allem der japanische Pulvertee, so gesund er auch ist, schmeckt fremd. Deshalb setze ich den „Latte-Macha" ein, der sehr gut schmeckt, sehr bekömmlich ist, sanft Herz, Kreislauf und Nervensystem anregt und sehr positiv auf die Psyche wirkt. Mit Milchschaum ist es für die Patienten auch leichter, auf Zuckerzusatz zu verzichten, weil er den Tee lieblicher im Geschmack macht. Aber man kann auch den Latte-Macha mit etwas Palmoder Birkenzucker süßen, da beide Süßungsmittel wenig bis gar nicht säuern.

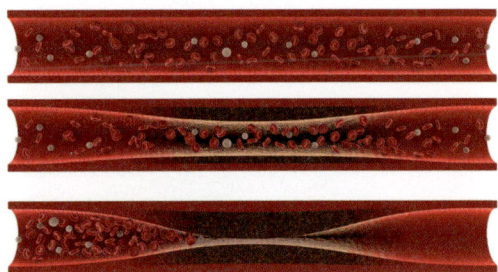

52. Latte Macha

> *Sanftes Stimulans für Nervensystem und Psyche an, sodass die Arbeit leichter fällt.*

1 TL Macha
150–200 ml warmes Wasser
50–60 ml warme Milch

1. Macha in ein hohes Glas geben und mit 70° Grad warmem Wasser übergießen. Mit einem handbetriebenen Milchschäumer den Tee 1 Minute lang aufschäumen.
2. 50–60 ml Milch warm (maximal 65°) aufschäumen, Macha in den Milchschaum gießen.
3. Warten, bis der Tee nach unten gesunken ist, evtl. etwas Süßungsmittel einrühren.
4. Tee schluckweise trinken.

> *Tipp*

Nichts dazu essen! Sie können mehrmals pro Tag den Latte-Macha trinken. Am besten zwischen den Mahlzeiten. Auffallend ist in der therapeutischen Anwendung, dass abgemagerte Patienten durch dieses Getränk zunehmen und schnell zu Kräften kommen. Selten, dass ein Heiltrunk so gut schmeckt und zugleich eine so starke Hemmung degenerativer Prozesse zeigt.

Für Gesunde ist dieser Latte-Macha am besten geeignet, wenn man geistige Arbeit verrichtet und über längere Zeit Konzentration und Aufmerksamkeit benötigt.

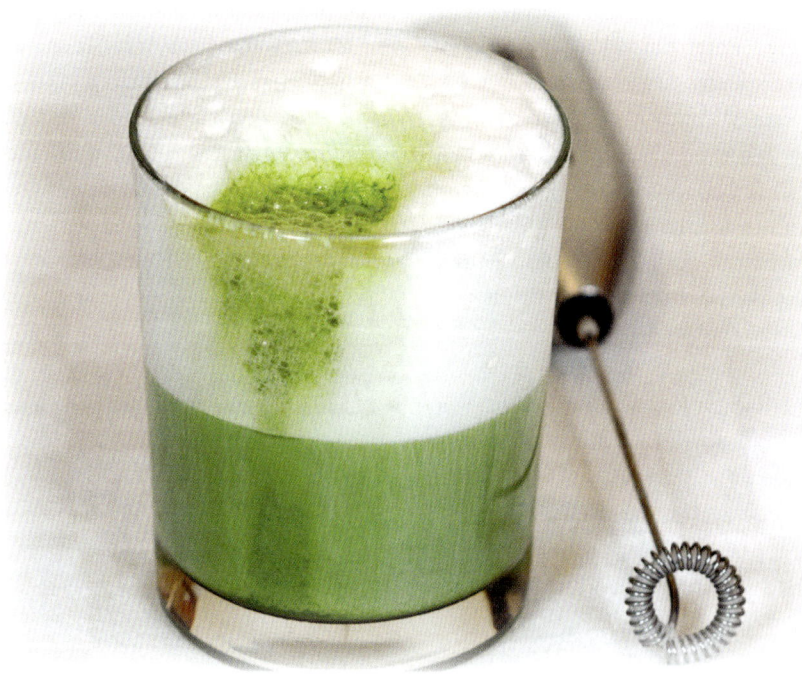

53. Latte macchiato

› *Das populäre Kaffeegetränk mal anders.*

1   TL gemahlener Kaffee
1   Prise Salz, Vanille, Kardamom und Zimt
50–60 ml warme Milch

1. Kaffee, Salz, Vanille, Kardamom und Zimt in einem hohen Glas mit kochendem Wasser aufbrühen.
2. 50–60 ml warme Milch aufschäumen.
3. Kaffeemischung durch ein Haarsieb in den Milchschaum gießen.
4. Warten, bis der Kaffee sich setzt und langsam trinken.

› *Tipp*

Natürlich darf der Latte macchiato mit Kaffee im Reigen der Heilgetränke nicht fehlen. Doch der Kaffee, der gewöhnlich in den Espressomaschinen dafür hergestellt wird, ist für Kranke und Rekonvaleszente zu stark. Dennoch ist Kaffee von Natur aus heilsam, weil kreislaufbelebend, herzstärkend und stimmungsaufhellend. Kranke müssen nicht auf ihn verzichten, sondern einen „Heilkaffee" herstellen wie oben im Rezept angegeben. Die winzige Prise Salz macht den Kaffee verdaulicher, die Gewürze sorgen für eine gute Herz- und Nierentätigkeit. Wie jeder schon gemerkt hat, kann eine starke Tasse Kaffee die Nieren blockieren, sodass wenig Urin ausgeschieden wird. Das stört den Wasser- und Wärmehaushalt des Körpers. Verdünnt und mit Gewürzen versehen, wird das vermieden. Die geschäumte Milch sorgt wie beim Grüntee dafür, dass das Koffein gebunden wird, länger und sanfter die Energiekurve verläuft. Auch als Gesunder sollte man das beherzigen.

9.3 Kühle Milchschaumgetränke

Die kühle Form der Milchschaumgetränke ist eine Erfindung von mir, die aus einer Notwendigkeit heraus geboren wurde. Patienten sind bereit, Gemüsesäfte zu trinken – „mit Todesverachtung" auch solche, die „furchtbar schmecken", aber sehr gesund sind. Da ich gemäß meinem Arbeitsethos klarstelle, was der Patient alles selbst zu Hause zu tun hat, also eine gewisse Disziplin einfordere, sorge ich aber auch dafür, dass ein Heilungsprozess so sanft und liebevoll wie irgend möglich verläuft. So sann ich darüber nach, wie ich die notwendigen Gemüsesäfte attraktiver machen könnte. Als ich mal wieder eine Mischung aus Macha und getrocknetem Gerstengras im Winter anrührte, kam mir plötzlich die Idee, einen „Latte macchiato" daraus zu zaubern. Ich schäumte normal temperierte Milch auf und goss die grüne Mischung hinein – und war begeistert von dem Wohlgeschmack und dem wohligen Gefühl im Magen. Das war die eigentliche Geburtsstunde der Milchschaumgetränke ohne Kaffee.

Ich verordnete einer Patientin den „Latte-Macha-Gerste" und hatte kaum das Wort „Latte …" ausgesprochen, hellte sich ihr Gesicht schlagartig auf. „Ich liebe Latte macchiato über alles.", sagte sie begeistert. Nun, es war zunächst ein ungewöhnlicher Abkömmling dieses Lieblingsgetränks, aber sie bereitete ab diesem Tag den normal temperierten Latte-Macha-Gerste und den warmen Latte-Macha zu und war überzeugt, diese Getränke hätten ihr den entscheidenden Impuls gegeben, wieder gesund werden zu wollen.

Merke

· ·

Grundsätzlich kann jeder frisch gepresste grüne Saft in einen Latte macchiato verwandelt werden. Am besten eignen sich Säfte aus Blattgrün, Weizen- und Gerstengras. Beachten Sie, dass weder der Saft noch die Milch erwärmt werden. Verwenden Sie nie gekühlte Milch, da sie schwer verdaulich ist.

· ·

Im Folgenden stelle ich einige Rezeptbeispiele vor, damit Sie die Herstellung eines Milchschaumgetränks kennenlernen. Das ist nämlich nicht schwer. Darüber hinaus: Seien Sie einfach kreativ und finden Sie Ihre eigenen Geschmacksnuancen. Meine Patienten kommen manchmal auf Kombinationen, die mir noch nie eingefallen sind. Das ist gut für die Heilung wie für die Vorbeugung, da Sie kreativ bleiben.

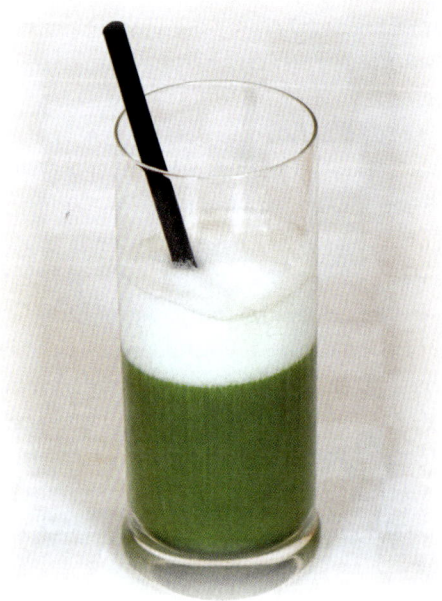

54. Latte Gerste-Macha

> *Ein wohltuendes Getränk für Körper und Geist.*

½ **TL Macha**
½ **TL pulverisiertes Gerstengras (Green Magma[2])**

1. Macha und pulverisiertes Gerstengras in einem großen Glas mit 150–200 ml Wasser anrühren und aufschäumen.
2. Milch aufschäumen.
3. In die aufgeschäumte Milch die Macha-Gerstengras-Flüssigkeit eingießen.
4. Warten, bis sich die Teemischung absenkt, dann schluckweise trinken.

> *Tipp*

Das Absinken des Zusatzes ist ein Phänomen aller Milchschaumgetränke. Aus der Sicht der chinesischen Medizin ist die Balance von Yin und Yang ein Zeichen von Gesundheit und in der Nahrung von Heilwirkung. Die geschäumte Milch wird durch den Sauerstoff immer leichter und erhält dadurch eine Yin-Qualität. Der Zusatz, Tee, Gemüsesaft oder Gewürzsud sinkt durch den Milchschaum nach unten, ein Zeichen seiner Yang-Qualität. Jedes Milchschaumgetränk ist somit ein Heiltrunk mit Yin-Yang-Balance. Rühren wir es um, vereinen sich die Gegensätze.

55. Latte Weißkohl

> *Der Latte-Weißkohl ist ein Powergetränk erster Güte und senkt den Blutdruck!*

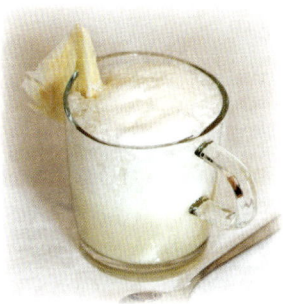

Einige Blätter Weißkohl
50–60 ml Milch

1. Weißkohlblätter waschen und im Entsafter auspressen. Das ergibt ungefähr 50–60 ml Saft.
2. Milch aufschäumen.
3. Weißkohlsaft in den Milchschaum gießen und warten, bis sich der Saft senkt und löffelweise trinken.

Während kaum jemand den reinen Weißkohlsaft vom Geruch und Geschmack her verträgt, war meine Idee, ihn als Milchschaumgetränk zu verordnen eine der kreativsten Lösungen in der ganzheitlichen Behandlung. Selbst Kinder und Jugendliche mit Leber- und Darmproblemen trinken den Latte-Weißkohl anstandslos. Der Saft stärkt Nerven, Immunsystem, Gehirnleistung, Blutbildung, Zellatmung und die Libido. Er vitalisiert die Psyche und Konzentrationsfähigkeit, heilt Geschwüre in kurzer Zeit ab und ist in Verbindung mit der sauerstoff- und kalziumreichen Milch auch wichtig für die Knochenstabilität.

56. Latte Spinat-Weizengras

> *Einer der besten Lymphreiniger.*

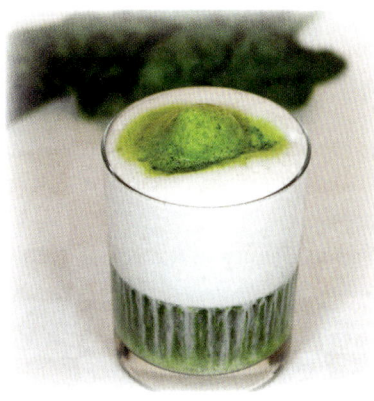

2 **Stängel Grünzeug der Roten Bete**
1 **Handvoll Spinat**
1 **Büschel Weizen- oder Gerstengras**

1. Zutaten kurz waschen und ausschütteln.
2. Alle Zutaten in den Entsafter geben und den Rohsaft frisch auspressen.
3. Milch aufschäumen, Rohsaft in den Milchschaum gießen.
4. Warten, bis sich der Saft senkt und löffelweise trinken.

> *Tipp*

Der Rohsaft schmeckt herb, aber mit dem Milchschaum geht auch dieses Getränk heilsam durch die „Geschmackskontrolle". Der reinigende Charakter für Lymphe, Leber, Gallenblase und Nieren ist ebenso stark wie die Abbauleistung von Schlacken im gesamten Gefäßsystem.

57. Latte Grün

> *Ein Fitmacher für Blutqualität.*

1 Büschel Gerstengras
1 Büschel Weizengras
1 Stängel Rettichgrün
50–60 ml Milch

1. Gräser kurz waschen und ausschütteln, in den Entsafter geben und den Rohsaft auspressen.
2. Milch aufschäumen, Rohsaft in den Milchschaum gießen.
3. Warten, bis sich der Saft senkt und löffelweise trinken.

> *Tipp*

Dieser Latte-Trunk unterstützt die Zellatmung, die gesunde Zellvermehrung, den Blutaufbau und die Immunleistung. Sie können auch nur eine Grasart verwenden.

58. Latte Gerstengras

> *Ein idealer Immunstimulator.*

2 Stängel Buchweizengrün
1 Büschel Gerstengras
50–60 ml Milch

1. Buchweizengrün und Gerstengras kurz waschen und ausschütteln und den Rohsaft auspressen.
2. Milch aufschäumen.
3. Rohsaft in den Milchschaum gießen, warten bis sich der Saft senkt und löffelweise trinken.

> *Tipp*

Dieses Milchschaumgetränk ist eine angenehme Alternative zum Rohsaft, da er lieblich schmeckt und sättigt. Auch Schwerkranke vertragen ihn gut. Wie im Rezept 56 dient er dazu, das Immunsystem, die Zellatmung und Blutbildung anzuregen, aber auch Knochengewebe aufzubauen.

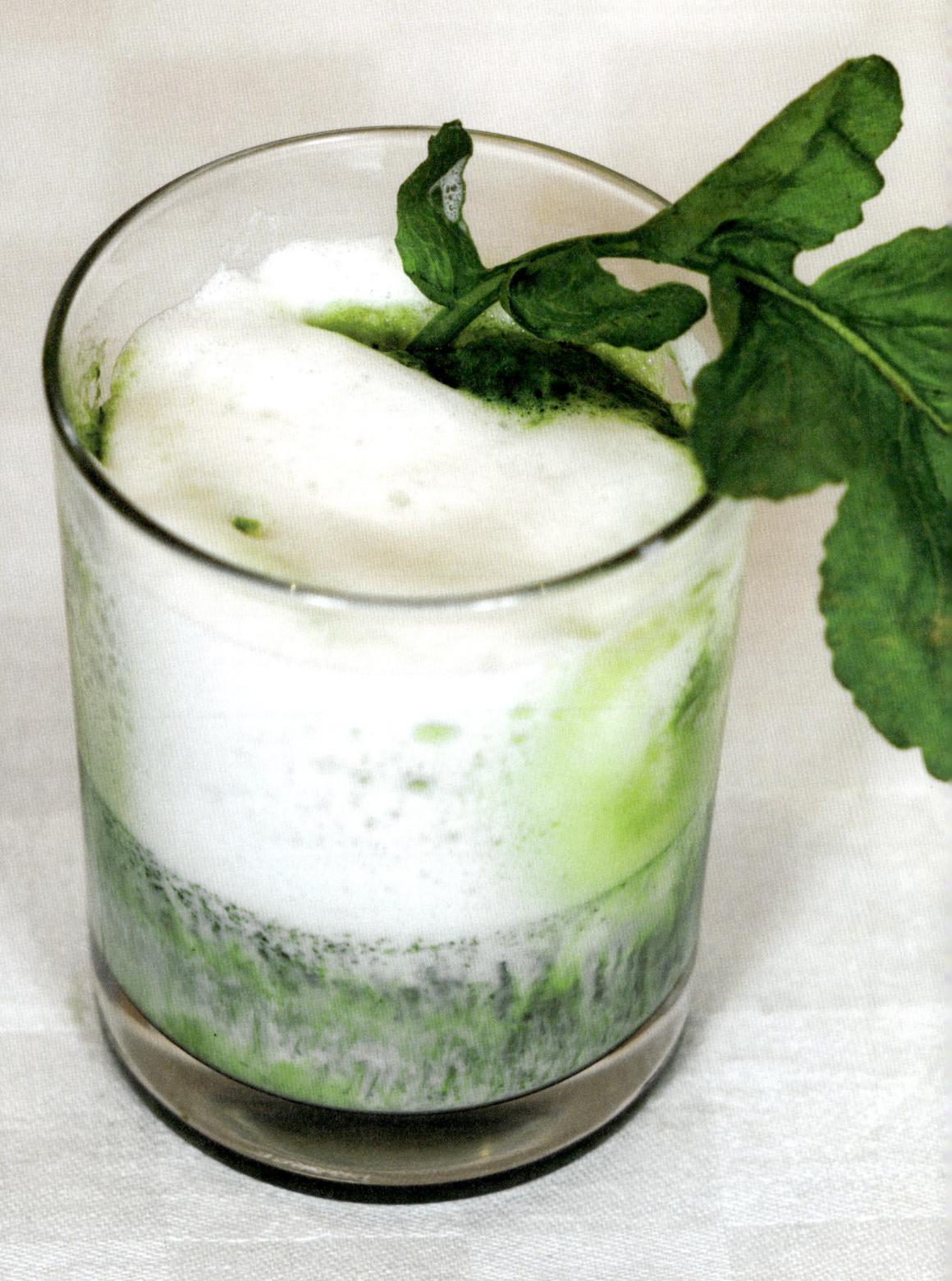

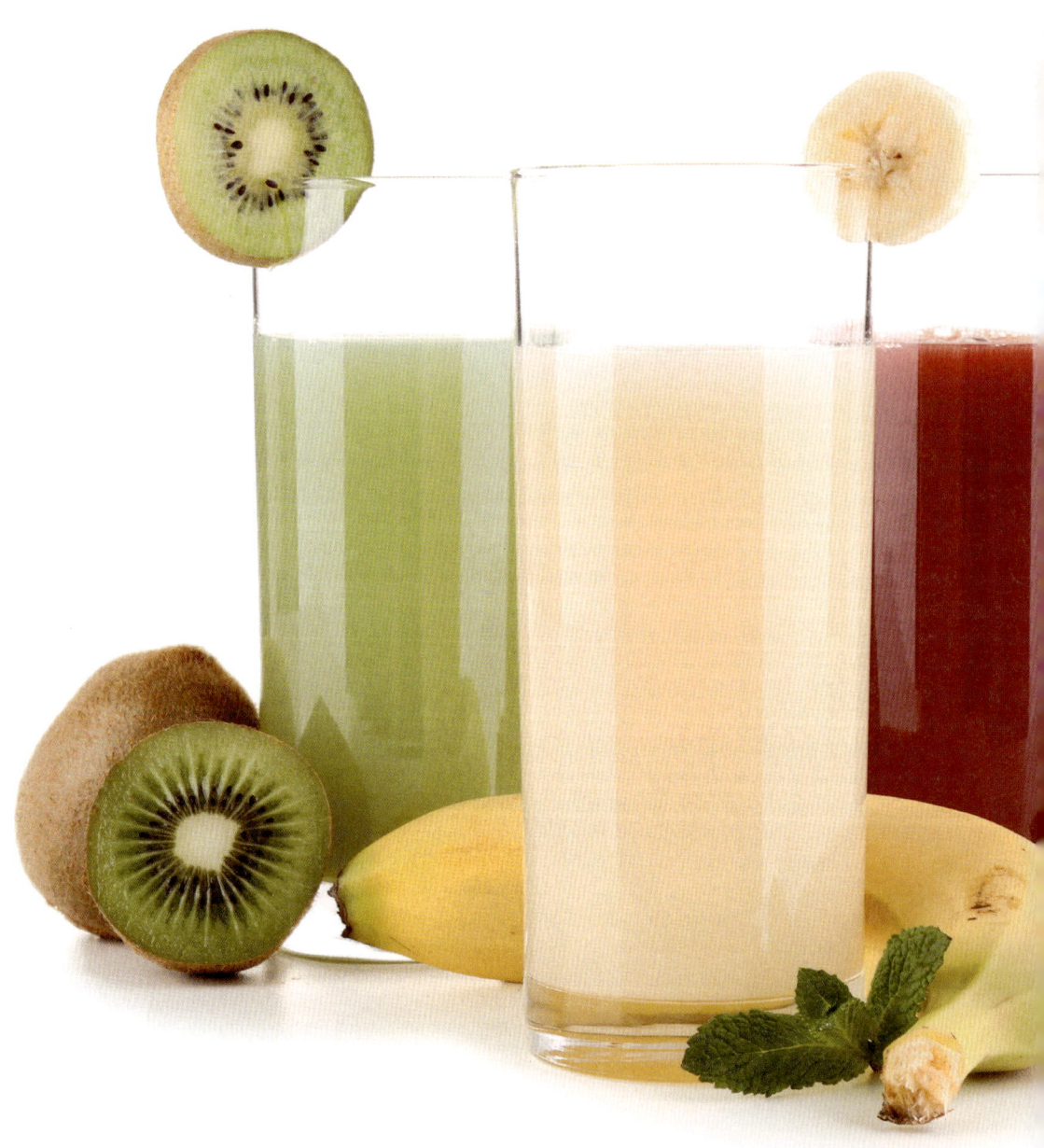

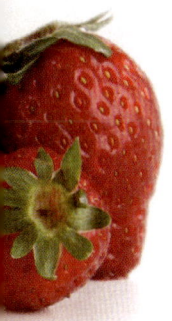

Therapieplan und Kuren

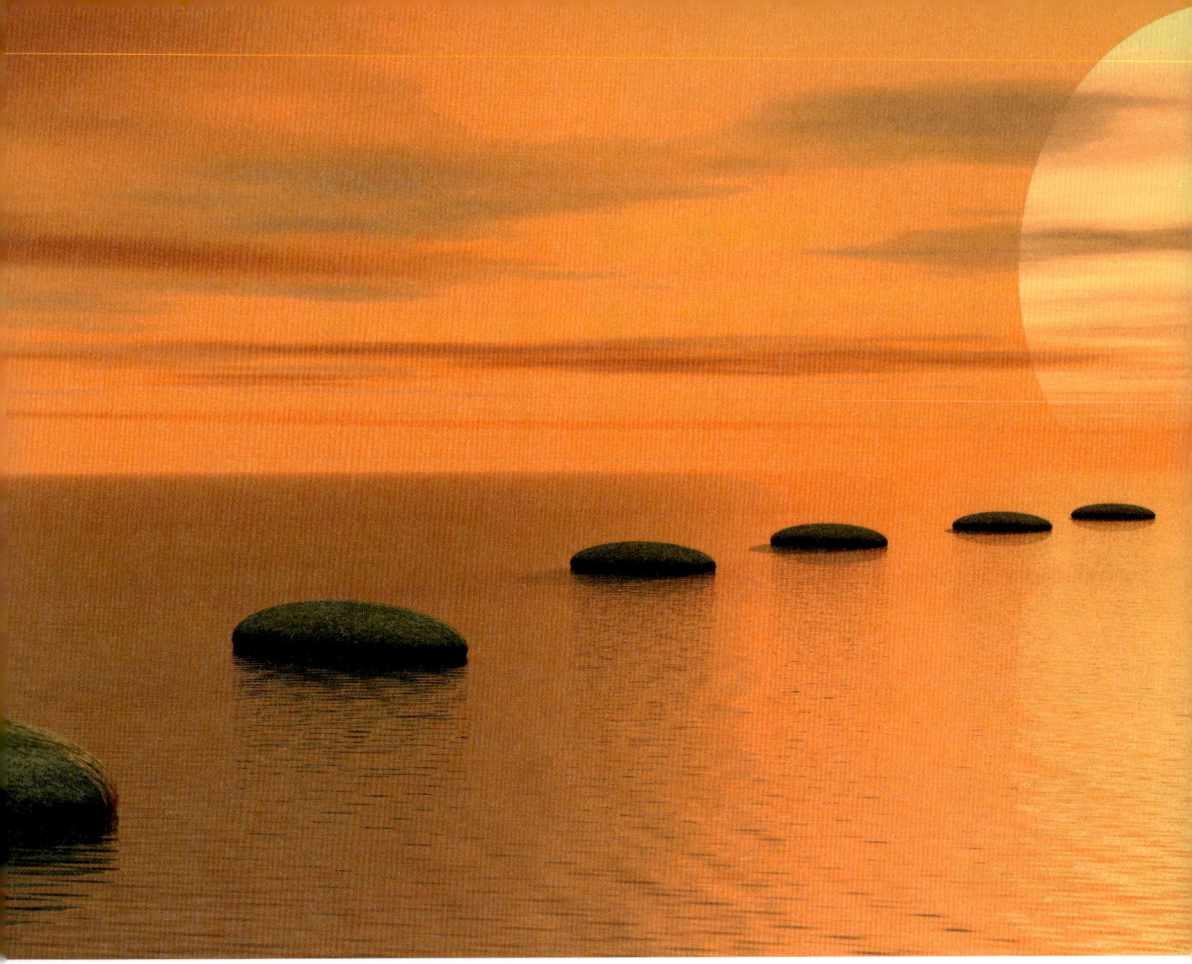

10 Therapieplan und Kuren

Wie immer, wenn man viele Rezepte liest und ihren gesundheitsfördernden Wert erkennt, hat man die Qual der Wahl. In der Saft-Therapie folgen wir bestimmten Regeln, die sich aber genauso für Gesunde lohnen, beachtet zu werden. Es geht um Prinzipien und eine gewisse Hierarchie, wann welche Säfte notwendig sind, was sie bewirken sollen und in welcher Abfolge sie sinnvoll sind.

10.1 Vorgehen

Die Hierarchie ergibt sich aus dem Krankheitsgrad. Sind lebenswichtige Organfunktionen betroffen, wiegt das schwerer, als wenn nur ein Organsystem desolat ist oder Ablagerungen abgebaut werden sollen. Letzteres braucht mehr Zeit, ein aggressives Krebsgeschehen bedarf hingegen schnell wirkender Impulse.

Die folgenden Ausführungen zum Thema – wann welche Säfte und in welcher Kombination – geben eine Hierarchie in der Anwendung der Säfte wieder und zeigen zugleich eine große Palette an Möglichkeiten, die Säfte in den normalen Alltag als „Gesundheitsinseln" zu integrieren. Das ist das Ziel. Hat man einmal die Heilkraft der Säfte erfahren, möchte man sie nicht mehr missen.

Möglich ist auch eine Anwendung einer jährlichen Saftkur für drei Wochen, um das Immunsystem, den Stoffwechsel und die Ausscheidungsorgane wieder „auf Vordermann" zu bringen.

Rohsäfte

Die Reinigungs-Rohsäfte und Aufbau-Rohsäfte sind am Tagesrhythmus orientiert und können eine sinnvolle Einheit bilden: morgens einen Obstsaft, mittags und abends einen Gemüsesaft. Das gilt an erster Stelle für Schwerkranke, an zweiter Stelle für Gesunde, die eine Kur durchführen wollen.

Smoothies

Die Smoothies für die Reinigung und den Aufbau des Organismus sind ebenfalls am Tagesrhythmus orientiert und können eine sinnvolle Einheit bilden: morgens einen Obst-Smoothie, mittags und abends einen Gemüse-Smoothie. Das ist für Kranke, die in ihrem Heilungsprozess bereits fortgeschritten sind und für Gesunde, die eine Kur durchführen wollen.

Merke

• •

Die Rohsäfte können beliebig mit den Smoothies kombiniert werden, wenn die Kranken im Heilungsprozess bereits fortgeschritten sind oder Gesunde eine Kur durchführen wollen.

• •

Latte macchiati

Die Latte macchiati, heiß und/oder kalt, erweitern die Therapie, wenn die Kranken bereits gut bei Kräften sind oder wenn Gesunde ihre Kur langsam beenden wollen. Zusätzlich zu den Rohsäften und Smoothies kommen die Milchschaumgetränke nach Belieben am Morgen, zwischen den Mahlzeiten oder nachmittags.

- Die Latte macchiati, heiß oder kalt, sind ideal geeignet, die Gesundheit stabil zu halten.
- Der Latte-Macha (Rezept 49) ist insofern eine Ausnahme, als er auch in die Rohsaft-Therapie sofort integriert wird, sobald der Patient wieder Appetit hat. Er dient sowohl der Reinigung, dem Abbau von Krebszellen als auch dem lebensnotwendigen Zellaufbau.

10.2 Säfte in der ganzheitlichen Krebstherapie

Wenn ich von einer ganzheitlichen Therapie spreche, meine ich das auch so. Ich wende sie selbstverständlich auf alle chronischen Krankheiten an. Aber in der Krebstherapie wird einem immer noch vorgegaukelt, Chemo- und Strahlentherapie seien obligat und alles andere sei schmückendes Beiwerk. Es verhält sich aber genau anders herum: Zuerst müssen Immunsystem, Zellatmung, Stoffwechsel und Lebensmut aktiviert werden. Dazu halten die

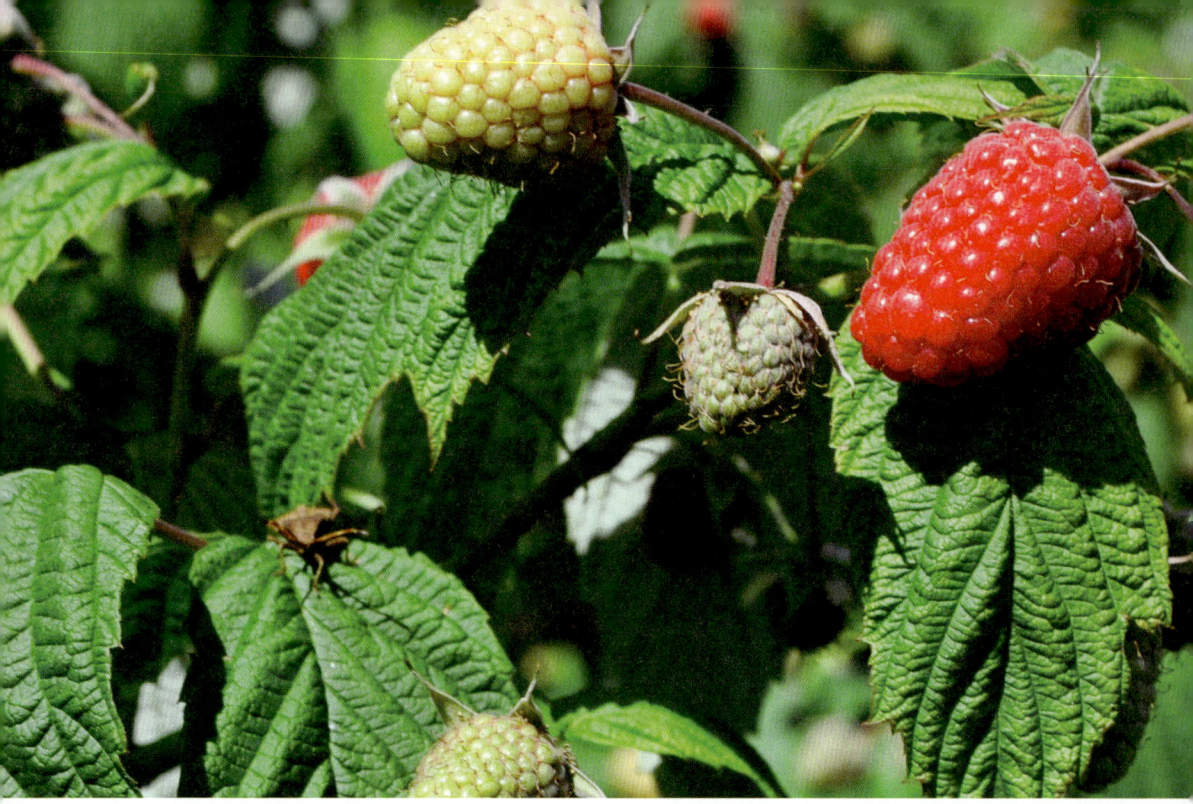

Naturheilverfahren viele Möglichkeiten bereit. Allerdings bedarf es eines einfachen, schlüssigen Konzepts, das den Kranken in seiner Gesamtheit als kompetenten Menschen wahrnimmt und behandelt. Es gilt daher nicht, das Mittel gegen Krebs zu finden und zu verabreichen, sondern dem Patienten ein Angebot machen zu können, indem er während des Behandlungsprozesses die Hauptrolle einnimmt und aus der Opferrolle in die Eigenverantwortung wechselt. Zugegeben, das will nicht jeder Kranke, denn das hört sich nach Arbeit an. Doch immer mehr Kranke wollen eine ganzheitliche Therapie und sind bereit, eigenverantwortlich sich selbst zu heilen. Dazu brauchen wir als Therapeuten eine Menge Kreativität auf der einen Seite und liebevolle Strenge auf der anderen Seite.

Ganzheitliches Behandlungskonzept

Zu meinem ganzheitlichen Behandlungskonzept gehören folgende Punkte:

- Der Krebspatient übernimmt Eigenverantwortung und ist bereit, den zugrunde liegenden Konflikt zu lösen.
- Chemo- und Strahlentherapie werden als Notlösung angesehen, nicht als generelle Behandlung.
- Miasmatische Homöopathie, die die Ursache behandelt und die Logik der Selbstheilungsprogramme beachtet.
- Heilnahrung/Säfte mit dem Ziel der Körperreinigung, des Zellaufbaus und der Zellatmung.
- Naturheilkundliche Maßnahmen (z.B. Darmsanierung, Stimulierung des Immunsystems).
- Rhythmische Übungen für die Atmung, das Drüsen- und Nervensystem und Körper-Geist-Bewegung.
- Schöpferischer Selbstausdruck (Malen, Töpfern, Schreiben, Singen usw.)

Stellenwert der Saft-Therapie

Ich greife die Saft-Therapie heraus, da sie erstaunliche Heilungserfolge bewirkt. Eigentlich sollte einen das nicht erstaunen, denn unsere Nahrung ist das wichtigste Heilmittel. Wir essen und trinken jeden Tag und haben dabei die Wahl, im Jahreszeitenlauf immer die nährstoffreichsten Lebensmittel auszusuchen. Täten wir es, wäre Krankheit die Ausnahme. Da wir es nicht tun, müssen wir krank werden und Krankheit behandeln. Logischerweise setzt die Behandlung bei dem an, was unterlassen wird: bei der heilenden Nahrung.

Praxistipp

In der Saft-Therapie stehen zu Beginn die Rohsäfte im Zentrum (→ Tab. 10.1, 10.2). Für 4-8 Wochen wird eine nährstoffreiche, aber ballaststoffarme Nahrung verordnet. Zu den Frucht- und Gemüserohsäften wird pro Mahlzeit 1 TL steigernd bis zu 1 EL Leinöl, leicht erwärmtes Kokosöl, Zedernkernöl oder Dotterleinöl eingenommen. Selbst wenn der Patient zu Anfang noch an Gewicht verliert, ist das kein Grund zur Hysterie. Nach ein paar Tagen beginnt der Aufbau und der Patient nimmt wieder zu, weil die Säfte zu 100% verwertet werden.

Tab: 10.1: Saft-Therapie während der ersten 4-6 Wochen

Tagesabschnitt	Morgens	Vormittags und Mittags		Nachmittags	Abends
Uhrzeit	6-10 Uhr	10-12 Uhr	12-14 Uhr	14-17 Uhr	17-19 Uhr
Nummer des Rezepts	14, 15, 17 oder 18	2, 6, 7, 17 oder 18	14, 15, 31, 34 oder 36	50 oder 51	30, 31, 32 oder 34

Tab: 10.2: Saft-Therapie nach etwa 6-8 Wochen, wenn der Patient deutliche Zeichen von Vitalität und Lebensmut spürt und seiner Umwelt vermittelt für etwa 3 Wochen

Tagesabschnitt	Morgens	Vormittags und Mittags		Nachmittags	Abends
Uhrzeit	6-10 Uhr	10-12:30 Uhr	12-14 Uhr	14-17 Uhr	17-19 Uhr
Nummer des Rezepts	1-11, Auswahl je nach Jahreszeit	14, 15, 16 oder 19, 22, 24 oder 26	27-32, 34, 37 oder 38	44-47 wahlweise oder 51	27-32, 34, 37 38 oder 47, 48

Danach werden einige Säfte ganz gezielt eingesetzt, um noch bestimmte Defizite auszugleichen:

- nachmittags R. 51 oder 52, um den Kreislauf zu stärken
- abends eine Auswahl von R. 54-57, um den Aufbau von gesundem Blut und immunkompetenten Zellen anzuregen. Diese Säfte stärken auch die Lebertätigkeit zu ihrer Organzeit von 1:00-3:00 Uhr, sodass der Patient sozusagen „im Schlaf" wichtige Heilungsschritte vollzieht.

Eines der größten Defizite entsteht durch die konventionelle Anwendung von Chemo- und Strahlentherapie, die den Blick auf den Kampf der Mikroben oder hier den degenerierten Zellen lenkt. Doch hängen Krankheit und Gesundheit vom Milieu im Körper ab. Im-

mer mehr Patienten begreifen, dass sie in die verkehrte Richtung schauen, um Heilung zu erfahren und brechen die konventionelle Behandlung ab. Je nachdem, wie beeinträchtigt der Organismus ist und wie stark das Bewusstsein getrübt wurde[1], ist es schwierig, die Defizite aufzufüllen. Die Entgiftung und die Stärkung der restlichen Immunkraft stehen daher als lebensnotwendige Maßnahme an erster Stelle.

Morgens, mittags, nachmittags und abends werden über 2-3 Wochen lang die Rezepte 14-18 plus pro Mahlzeit einen EL Leinöl, leicht erwärmtes Kokosöl, Zedernkernöl oder Dotterleinöl eingenommen. Danach wird sich zeigen, wie regulationsfähig der Organismus ist.

---

1   Besonders die Chemotherapie verändert nachweislich den Gehirnstoffwechsel, sodass die Patienten das Gefühl haben, nicht mehr ganz sie selbst zu sein.

10.3 Säfte bei Krankheiten mit Ablagerungen

Schlacken im Körper entstehen auf der Basis von Übersäuerung. Sklerotische Krankheiten sind daher auch Säurekrankheiten. Unter diese Rubrik fallen viele Krankheiten wie Arteriosklerose, Gefäßverschluss, Thrombose, erweiterte Venen, Gries- und Steinbildung in Harn- und Gallenblase, Kalkablagerungen in den Gelenken, in der Brust, im Gehirn oder sonst wo im Körper. Auch die Verstopfung der Herzkranzgefäße, Bronchien, Nasennebenhöhlen und der Mikrozirkulation gehören hierher. Solchen Ablagerungen gehen in aller Regel Verschlackungen in den oberen Atemwegen und im Dickdarm voraus. Der Körper wird permanent mit minderwertiger Nahrung oder mit Umweltgiften überfordert, sodass die Ausscheidung nicht mehr nachkommt. Auch dafür ist eine ganzheitliche Behandlung notwendig.

Wiederum ist auf der Ernährungsebene der Erfolg der Saft-Therapie unschlagbar, weil sie zwei Maßnahmen erfüllt: die sanfte Auflösung der Ablagerungen und ihren Abtransport. Folglich werden die Ausscheidungsorgane wie Nieren, Blase und Darm gestärkt. Mit Medikamenten eine Auflösung von verhärteten Schlacken zu erzielen, trägt immer das Risiko, dass Gefäße oder Wände der Hohlorgane brüchig werden. Sie zielen nur auf das „Feindbild Sklerose". Heilung bedeutet aber, dass die Schleimhäute in dem Maße aufgebaut wie die Schlacken abgebaut werden! Wenn wir der Körperweisheit vertrauen und mit den Säften die Selbstheilungskräfte anregen, gibt es keine Einbahnstraße, sondern immer Synergien und Ausgleich, solange der Organismus dazu noch fähig ist.

In der Praxis haben sich 2 Therapiephasen als sinnvoll erwiesen (→ Tab. 10.3, 10.4):

- Therapiephase I für etwa 6-8 Wochen, eingeleitet durch zwei 10-tägige Natronkuren mit einer Woche Pause dazwischen.

- Therapiephase II nach 6-8 Wochen, ohne Natronkur für weitere 4-6 Wochen.

Tab. 10.3: Maßnahmen der Therapiephase I

Tagesab-schnitt	Morgens	Vormittags und Mittags		Nachmittags	Abends
Uhrzeit	6-10 Uhr	10-12:30 Uhr	12-14 Uhr	14-17 Uhr	17-19 Uhr
Nummer des Rezepts	Natronkur, nach 1 Std. Rezept 3-5, 8, 11 oder 17	15, 16 oder 17	27, 31, 36 oder 39 (je nach Jahreszeit)	50 oder 51	35, 36, 40-43 wahlweise

Tab. 10.4: Maßnahmen der Therapiephase II

Tagesab-schnitt	Morgens	Vormittags und Mittags		Nachmittags	Abends
Uhrzeit	6-10 Uhr	10-12:30 Uhr	12-14 Uhr	14-17 Uhr	17-19 Uhr
Nummer des Rezepts	3-5, 8, 11 oder 17	21, 23 oder 25	27-33 wahlweise	50-52	31, 38 oder 49

Danach kommt feste Nahrung (Trennkost) hinzu und die Säfte werden nur noch morgens, mittags und abends vor der Hauptmahlzeit eingenommen. Der Patient wählt selber die Säfte aus, da er/sie durch die vorausgegangenen Wochen die Wirkungsweise der verschiedenen Saftarten kennengelernt hat.

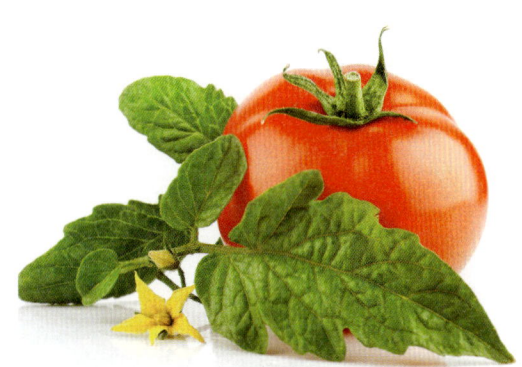

10.4 Säfte bei Elektrosensibilität

Die Elektrosensibilität[2] ist neben Krebs eine weitere Zeitgeistkrankheit, mit der wir uns vermehrt in der Praxis beschäftigen müssen. Die konventionelle Medizin im deutschsprachigen Raum hat diese Krankheit noch nicht anerkannt, während sich die Vertreter der Ganzheitsmedizin schon viele Jahre damit befassen, obwohl in Deutschland bereits 8% der Bevölkerung nachweislich elektrosensibel sind. Bisher hat nur Schweden die Schwere der Krankheit anerkannt, stellt sogar einen Behindertenausweis aus und hält Naturrefugien für die Betroffenen bereit. In Deutschland will man auch die letzten „Löcher" in Wäldern mit Sendemasten

2   Zu diesem Thema wird ein Buch erscheinen, das ich zusammen mit dem Baubiologen Edgar Steinhardt verfasse.

füllen, wodurch die Kranken noch weniger Möglichkeiten haben, sich von Strahlenbelastung und Elektrosmog zu erholen.

Wie auch immer im Einzelnen die ganzheitliche Therapie von Elektrosensibilität gestaltet werden muss, eines steht im Zentrum: Der Kranke braucht für die Genesung ein Abbild der großen Natur in Gestalt der grünen Säfte.

In der Praxis haben sich 2 Therapiephasen als sinnvoll erwiesen (→ Tab. 10.5, 10.6):
* Therapiephase I für etwa 6-8 Wochen, eingeleitet durch zwei 10-tägige Natronkuren mit einer Woche Pause dazwischen.
* Therapiephase II nach 6-8 Wochen, ohne Natronkur für weitere 4-6 Wochen.

Tab. 10.5: Maßnahmen der Therapiephase I

Tagesabschnitt	Morgens	Vormittags und Mittags		Nachmittags	Abends
Uhrzeit	6-10 Uhr	10-12:30 Uhr	12-14 Uhr	14-17 Uhr	17-19 Uhr
Nummer des Rezepts	Natronkur, nach 1 Std. R. 10, 12, 13 oder 14	14, 24 oder 25	27, 28, 38 oder 39	51	37, 38, 44, 47, 56 oder 57

Tab. 10.6: Maßnahmen der Therapiephase II

Tagesabschnitt	Morgens	Vormittags und Mittags		Nachmittags	Abends
Uhrzeit	6-10 Uhr	10-12:30 Uhr	12-14 Uhr	14-17 Uhr	17-19 Uhr
Nummer des Rezepts	Natronkur, nach 1 Std. R. 2, 4, 5 oder 6	20, 22 oder 26	29, 30, 34 oder 36	51	42, 43, 54, 55 oder 57

Im weiteren Verlauf werden einzelne Säfte gezielt eingesetzt und begleiten die gesamte Therapie.

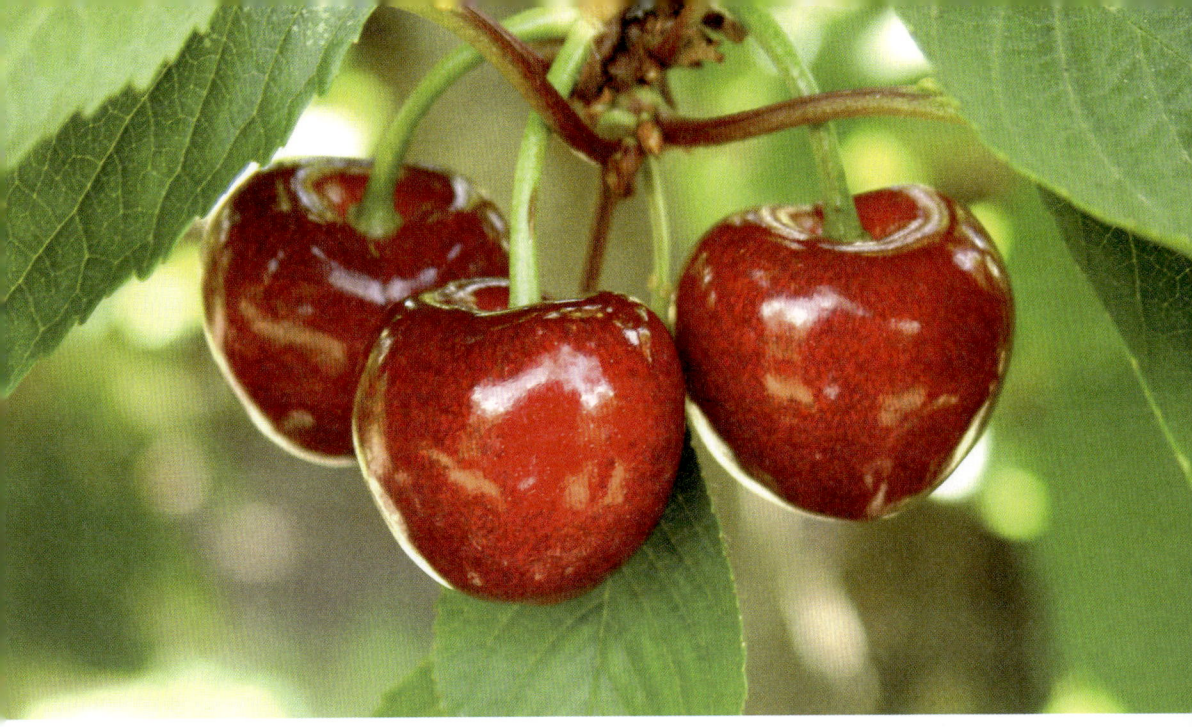

10.5 Säfte bei Verdauungsstörungen

Da zum Verdauungssystem Magen, Dünndarm und Dickdarm gehören, sind sie der ideale Maßstab für die Heilwirkung der Saft-Therapie. Sowohl bei Magenkrebs, Magengeschwüren, Reizmagen, Zwölffingerdarmgeschwüren, Morbus Crohn, Colitis ulcerosa und Dickdarmkrebs habe ich die Säfte eingesetzt – zum Wohl der Patienten. Denn, verständlicherweise haben die Patienten Angst, irgendetwas zu trinken oder zu essen und die Schmerzen oder degenerativen Prozesse zu verstärken. Doch das Gegenteil ist der Fall. Gerade die Verdauungsorgane lernen, wieder Vertrauen in die Selbstheilungskräfte des Körpers zu gewinnen. Sie sind sozusagen „geeicht" auf die Zufuhr von Nährstoffen und verstehen 1:1 vollwertige Nahrungsmittel. Mich haben aber auch die Verdauungsorgane in der ganzheitlichen Therapie chronischer Krankheiten gelehrt, dass sie keine Schonkost im üblichen Sinne – halbflüssig, zerkocht, kohlenhydratreich – benötigen, sondern eine optimale, enzymreiche Kost mit wenig Ballaststoffen. Das bieten die Rohsäfte.

Zu Beginn der Therapie mache ich keinen Unterschied im Schweregrad der Verdauungsstörungen, sondern stimuliere den Organismus sanft, damit der Säure-Basen-Haushalt in Balance kommt und die basenreichen Säfte auch vertragen werden.

In der Praxis haben sich 2 Therapiephasen als sinnvoll erwiesen:
- Therapiephase I (→ Tab. 10.7) für etwa 6-8 Wochen, eingeleitet durch zwei 10-tägige Natronkuren mit einer Woche Pause dazwischen.
- Therapiephase II nach 6-8 Wochen: Nach 6-8 Wochen werden die besonders magen- und darmstärkenden Säfte beibehalten:
- Morgens einen Obstsaft nach Belieben und Verträglichkeit, wenn möglich oft R. 1, 4 und 7;
- Mittags R. 20, 36, 37 oder 38;
- Nachmittags ein warmer Latte macchiato mit Zusatz nach eigener Wahl;
- Abends R. 20, 44-47 wahlweise;

Tab. 10.7: Maßnahmen der Therapiephase I

Tagesab-schnitt	Morgens	Vormittags und Mittags		Nachmittags	Abends
Uhrzeit	6-10 Uhr	10-12:30 Uhr	12-14 Uhr	14-17 Uhr	17-19 Uhr
Nummer des Rezepts	Natronkur, nach 1 Std. R. 1, 4, 7, 14, 16 oder 17	4, 7, 13 oder 20	40, 41 oder 43	56 oder 57	46-49 zur Auswahl

Es versteht sich von selbst, dass alle Säfte gut eingespeichelt und langsam gelöffelt werden müssen, damit die Verdauungsorgane nicht überfordert werden.

Patienten, die die Heilkraft der Säfte erlebt haben, bleiben in der Regel dabei und integrieren sie in ihren Speiseplan.

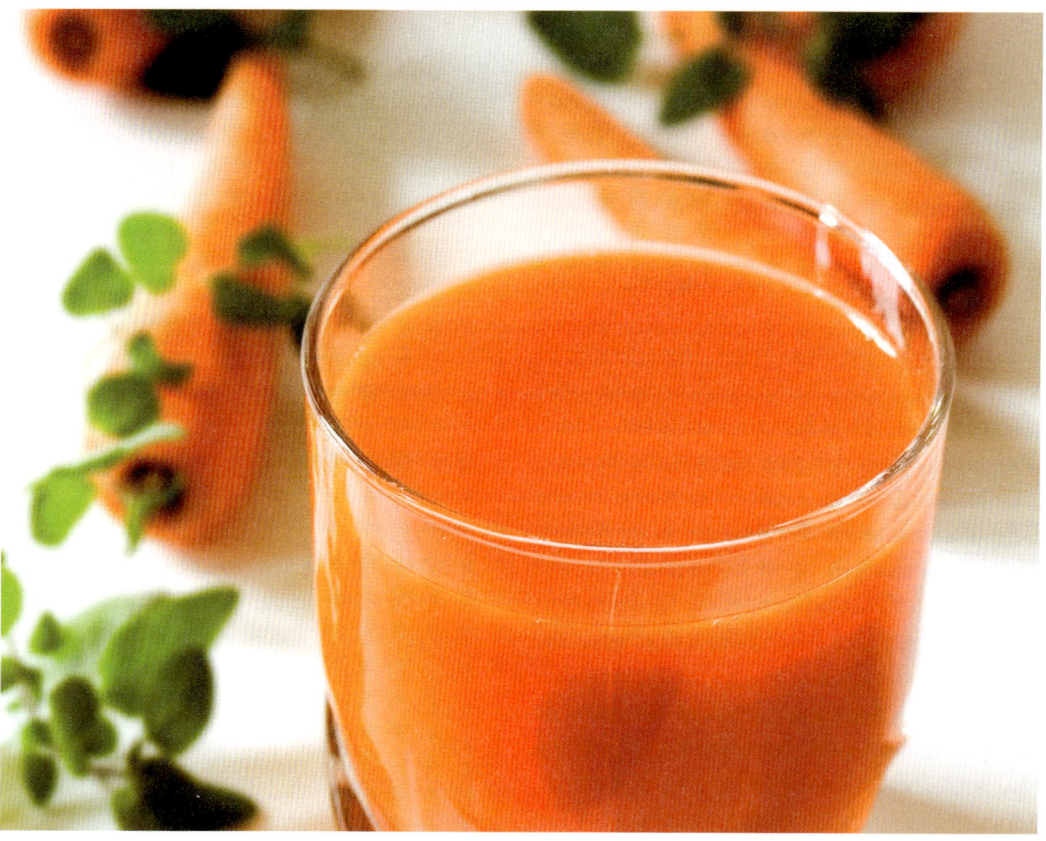

10.6 Säfte bei Augenerkrankungen

Wenn wir mit diesem Thema auch ein sehr spezielles Organsystem herausgreifen, ist doch unübersehbar, dass die Augenkrankheiten wie Makuladegeneration, Glaukom und Augentumoren zunehmen. Eine ganzheitliche Therapie ist absolut notwendig, weil mit den Augen der Leberstoffwechsel, häufig auch die Milzfunktion verbunden ist. Wir haben es also nicht mit einer Lokalerkrankung zu tun. Die Augen, auch „Fenster der Seele" genannt, teilen nach außen mit, was innen aus dem Lot geraten ist.

Unsere Umwelt ist visuell ausgerichtet und bedient nur den einen Sinn und das macht krank, weil wir 5 physische und 5 Hellsinne haben. Von Natur aus sind wir ausgestattet, um ganzheitlich wahrzunehmen.

Wenn wir Augenkrankheiten behandeln, beziehen wir somit den Leber- und Milzfunktionskreis mit ein. Wie auch immer im Einzelnen ein ganzheitliches Behandlungskonzept aussieht, einige Säfte sind hervorragend als Grundlage geeignet (→ Tab. 10.8).

Tab. 10.8: Therapiemaßnahmen der Saft-Kur

Tagesabschnitt	Morgens	Vormittags und Mittags		Nachmittags	Abends
Uhrzeit	6-10 Uhr	10-12:30 Uhr	12-14 Uhr	14-17 Uhr	17-19 Uhr
Nummer des Rezepts	12 oder 13	14-18 wahlweise	27 - 33 wahlweise	50 oder 51	44-46 wahlweise

Im Zentrum stehen Aroniabeeren, Heidelbeeren, Karotten und Grassäfte. Auch wenn nach etwa 6-8 Wochen die oben genannte Abfolge nicht mehr streng eingehalten werden muss, bleiben die Rezepte 12, 13, 14 und alle Varianten mit Karottensaft weiter im Behandlungsplan.

10.7 Säfte bei psychosomatischen Krankheiten

Genau genommen, sind alle chronischen Krankheiten psychosomatisch, denn zuerst erkrankt der Geist, dann folgt der Körper (Soma). Ich denke hier an Patienten, die schwermütig, entmutigt, traurig oder verdrießlich sind und eine Aufhellung ihres Gemüts wünschen, damit sie die Reise in die Heilung erhobenen Hauptes antreten können. Gesundwerden soll Freude bereiten.

Darum spielt in meinem ganzheitlichen Behandlungskonzept die Humor-Therapie auch eine große Rolle. Wo kein Lächeln möglich ist, stagnieren die Selbstheilungskräfte. Wer nicht mehr über sich selbst lachen kann, kann nicht wachsen – psychisch, mental, spirituell. Humorlosigkeit ist eines der größten Wachstumshindernisse, weil jemand nichts in seinem Denken verändern will.

Glaubenssätze

Stattdessen wird sehr viel Energie auf Glaubenssätze aufgewendet. Typische Zeichen einer damit einhergehenden Fixierung ist die näselnde, quäkige, hysterische Stimmlage, der Verlust von Sprachmelodie, denn man muss ja dauernd auf den Glaubenssatz „pochen". Dem folgt der Körper durch steife, ungelenke, linkische Bewegungen. Die Herzenergie wird heruntergedimmt, damit man nicht mehr die Stimme des inneren Kaisers hört. Im Außen manifestieren sich fixierte Glaubenssätze durch destruktive Energie, indem Beziehungen, Freundschaften zerbrechen. Dabei sind Glaubenssätze für jeden Betrachter klar zu durchschauen, denn dahinter stehen nie tatsächliche, eigene Erfahrungen.

Eigene Erfahrungen führen zur Differenzierung und Relativierung des eigenen fixierten Glaubenssatzes oder Dogmas. Solange man aber etwas als in Stein gemeißelte oder in Beton gegossene Wahrheit einfach übernimmt ohne eigene Erfahrung, bremst man seine psychische, mentale und spirituelle Entwicklung ab. Beispiele:

- „Ich kann nie wieder gesund werden." – hier übernimmt ein Patient zum Beispiel die Prognose eines Arztes und unterwirft sich dem Stigma.
- „Ich bin zu alt, um das oder jenes zu wagen." – hier übernimmt jemand Pauschalurteile und bezieht sie auf sich. Das ist eine Selbstentmündigung.
- „Der oder die ist Schuld an meiner Erkrankung." Das ist eine Projektion des eigenen Problems auf andere.
- „Diese Heilmethode ist Scharlatanerie."– hier hat jemand eine Meinung aus zweiter, dritter, vierter Hand übernommen ohne eigene Erfahrung.

Stehen bei einer Krankheit fixierte Emotionen und Denkmuster im Vordergrund, braucht der Patient ein ganzkörperliches Erleben, damit er wieder ins Spüren findet, wieder sein Verhalten durchschaut und schließlich wieder über sich selbst lachen kann. Dadurch findet er innere Freiheit.

Neu ist sicher die Erfahrung, dass Säfte sowohl auf den Körper als auch auf Gemüt, Psyche und mentale Verfassung einwirken und somit natürliche Psychopharmaka darstellen.

Stellenwert der Säfte-Therapie

Selbst so etwas wie nährstoffreiche Säfte sind an diesem Heilungsprozess beteiligt. Eine psychische Verstimmung und Erkrankung hat immer auch eine körperliche Entsprechung, meistens Atmung, Magen und Darm betreffend. Essen und Trinken können uns glücklich und zufrieden, aber auch deprimiert und verdrießlich stimmen. In der ganzheitlichen Behandlung psychosomatischer Krankheiten setze ich gerne Säfte als natürliche Psychopharmaka ein. Dazu zählen süß schmeckende Getränke und der Einsatz der Gewürze Vanille, Zimt und Kardamom.

- Therapiephase I (→ Tab. 10.9): für etwa 4 Wochen, eingeleitet durch zwei 10-tägige Natronkuren mit einer Woche Pause dazwischen. In die Obstsäfte, Obst-Smoothies und warme Latte macchiati wird nach Belieben je eine Prise Vanille, Zimt und Kardamom gegeben.
- Therapiephase II (→ Tab. 10.10): Nach 4 Wochen folgt ein weiterer Monat, in dem je nach körperlicher Verfassung Smoothies im Vordergrund stehen, wenn Essen bessert und der Patient früher Frustesser war.

Tab. 10.9: Maßnahmen der Therapiephase I

Tagesabschnitt	Morgens	Vormittags und Mittags		Nachmittags	Abends
Uhrzeit	6-10 Uhr	10-12:30 Uhr	12-14 Uhr	14-17 Uhr	17-19 Uhr
Nummer des Rezepts	Natronkur, nach 1 Std. R. 1-6 nach Wahl	7, 9, 10, 14, 16 oder 17	30, 32 oder 42	50-52 nach Wahl	44, 46, 55-57 nach Wahl

Tab. 10.10: Maßnahmen der Therapiephase II

Tagesabschnitt	Morgens	Vormittags und Mittags		Nachmittags	Abends
Uhrzeit	6-10 Uhr	10-12:30 Uhr	12-14 Uhr	14-17 Uhr	17-19 Uhr
Nummer des Rezepts	19 und 49 oder 50	3, 9 oder 10	44, 45 oder 47	50-52 nach Wahl	53 oder 54

Waren die Patienten früher appetitlos bei geistiger bzw. emotionaler Belastung, bekommen sie schon nach 4 Wochen die Aufgabe, sich für jede Tageszeit einen passenden Trunk auszusuchen und zuzubereiten. Ich nenne sie scherzhaft „die Asketen", da sie unter Belastung zum Verzicht neigen. Die disziplinierende Maßnahme besteht darin, etwas zu sich zu nehmen, die Freiheit darin, etwas „Leichtes" zu wählen. Erfahrungsgemäß dominieren die Rohsäfte und die Latte macchiati am Nachmittag. Viele emotional leidende Patienten leiden bewusst oder unbewusst an einer Zuckersucht. Darum empfehle ich ihnen, nach Belieben die Smoothies und warmen Milchschaumgetränke mit nahrhaften Süßungsmitteln wie Ahornsirup, Birnendicksaft oder Agavendicksaft zu süßen. Zum einen müssen gerade diese Patienten lernen, die Fülle des Lebens anzunehmen, da sie besonders unter Fixierungen und Glaubenssätzen leiden. Zum andern ist bei ihnen „die Qual der Wahl" therapeutisch wirksam, denn sie lernen, aus der Fülle der Möglichkeiten für sich zu entscheiden, was ihnen gut tut.

Es bestehen zwar psychische Symptome, aber die Patienten verfügen gar nicht mehr über die volle Bandbreite von Gefühlen und Empfindungen. Das ist ja das Paradoxe an psychosomatischen Erkrankungen. Indem ich von den Einbahnstraßen der Psyche den Fokus auf den Körper lenke, taucht das Körpergedächtnis schneller wieder auf, indem die Patienten etwas erleben. Die Erlebnisgrundlage ist die dankbare Zubereitung der Säfte, die achtsame Aufnahme und die Wirkung, dass Nahrung ein Heilmittel ist.

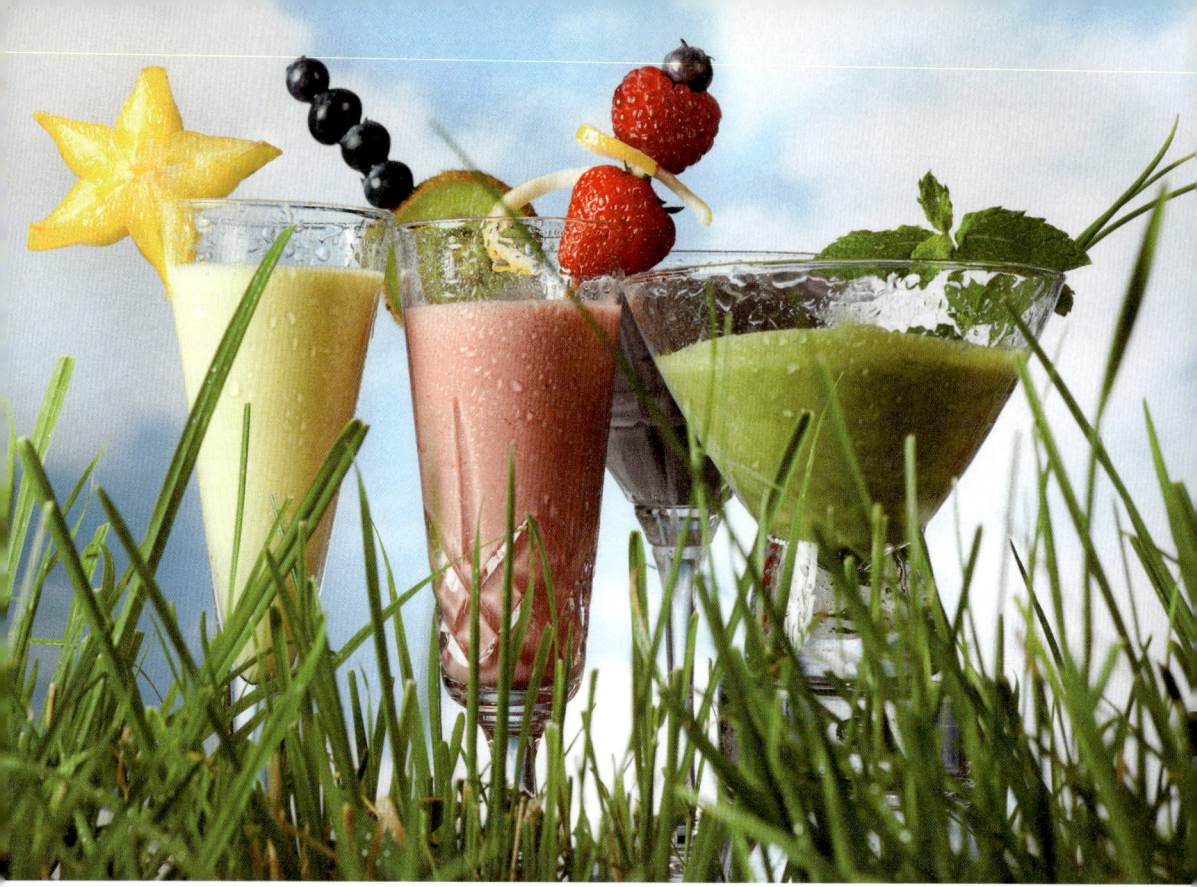

10.8 Säfte für Kuren

Unter einer Kur verstehe ich eine Maßnahme, die entweder nach einer Krankheit aus freiem Willen ergriffen wird oder der Vorbeugung dient. Meine Patienten werden aus der Behandlung entlassen und erhalten danach das Angebot einer Beratung für eine dreiwöchige Kur im Frühjahr oder/und Herbst. Die Kur stabilisiert den erreichten Heilungsgrad. Im Sinne einer Gesundheitsberatung stelle ich aber auch Klienten eine Saft-Kur zusammen. Leider gibt es noch viel zu wenige Gesundheitsberater, die mit Therapeuten zusammenarbeiten. Dabei gibt es Arbeit in Hülle und Fülle zu tun! Würden sich Gesundheitsberater zum Beispiel nur auf Säfte, Schüßler-Salze für den Hausgebrauch und rhythmische Übungen[3] konzentrieren,

hätte das bereits eine erstaunliche Auswirkung auf die Durchschnittsgesundheit.

Merke

Eine Kur sollte 2-3 Wochen dauern und neben der täglichen Arbeit möglich sein. Ich gehe von einer Saft-Kur aus, das heißt, Sie nehmen keine oder nur sehr wenig feste Nahrung zu sich. Da die Säfte aufgrund ihrer natürlichen Synergien für einen Säure-Basenausgleich sorgen und optimale Nährstoffe bieten, bedarf es keiner langen Vorbereitungszeit.

3   Mein Kursangebot siehe im Anhang.

Hier das Beispiel einer Kur, die sich schon oft bewährt hat. Sie benötigen:

- 1 Klyso[4] (Klistierschlauch für die Enddarmreinigung)
- Bittersalz
- Kräutertee
- Natron-Kurpaket

Die Kur besteht zunächst aus Maßnahmen, um die Gallenproduktion anzuregen, danach folgt die Natronkur, und schließlich die Saftkur.

4   Bezugsquelle siehe im Anhang

Merke

Während der gesamten Kur morgens und abends mit dem Klyso den Enddarm reinigen. Dort nisten sich viele Fäulnisbakterien ein, wenn der Körper auf „Entrümpelung" eingestellt ist. Seien Sie darauf gefasst, dass Sie viel Schleim, Urin und Stuhl ausscheiden.

Anregung der Gallenproduktion

- Am 1. Tag trinken Sie morgens ½ L Kräutertee im Wechsel mit ¼ L Bittersalzlösung = ½ TL Bittersalz in heißem Wasser auflösen, dann abkühlen lassen zur Trinkfähigkeit. Sie können auch die Bittersalzlösung in den Tee gießen.

- Am 2. Tag wiederholen Sie diese Maßnahme, lösen aber 1 TL Bittersalz auf.
- Am 3. Tag wiederholen Sie diese Maßnahme, lösen aber 1½ TL Bittersalz auf.

Natron-Kur

Dann folgt die Natronkur für eine Woche.

Saft-Kur

Parallel zu diesen Maßnahmen trinken bzw. löffeln Sie folgende Säfte (→ Tab. 10.11-10.13).

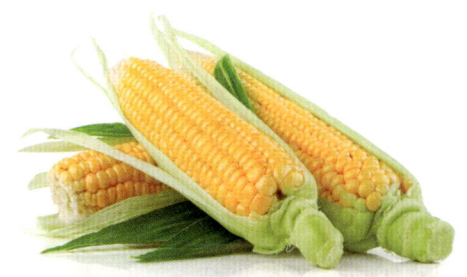

Tab. 10.11: Säfte für die 1. Woche

Tagesabschnitt	Morgens	Vormittags und Mittags		Nachmittags	Abends
Uhrzeit	6-10 Uhr	10-12:30 Uhr	12-14 Uhr	14-17 Uhr	17-19 Uhr
Nummer des Rezepts	2-4, 6 oder 7 je nach Jahreszeit	20, 22, 23 oder 26	31, 34 oder 35	27-29 nach Wahl	47 oder 54

Tab. 10.12: Säfte für die 2. Woche

Tagesabschnitt	Morgens	Vormittags und Mittags		Nachmit-tags	Abends
Uhrzeit	6-10 Uhr	10-12:30 Uhr	12-14 Uhr	14-17 Uhr	17-19 Uhr
Nummer des Rezepts	11, 12 oder 18 je nach Jahreszeit, 4 oder 5	14 oder 16	39, 41, 42 oder 43	R. 50 oder 51	R.44, 45 oder 47

Tab. 10.13: Säfte für die 3. Woche

Tagesabschnitt	Morgens	Vormittags und Mittags		Nachmit-tags	Abends
Uhrzeit	6-10 Uhr	10-12:30 Uhr	12-14 Uhr	14-17 Uhr	17-19 Uhr
Nummer des Rezepts	4 oder 5	30, 31 oder 34	44, 46 oder 47	48, 49 oder 50	27-29 nach Wahl

Merke

Bleiben Sie kreativ! Wenn es ein bestimmtes Obst oder Gemüse gerade nicht gibt, wählen Sie Alternativen aus. Selbstverständlich können Sie sich Ihre eigene Kur mit eigenen Saftkreationen zusammenstellen. Das Prinzip, wann welche Saftart besonders wirksam ist, haben Sie ja verstanden.

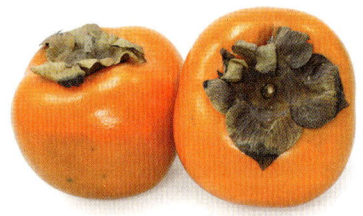

Schlussworte

Wie schon öfter betont, hat es keinen Sinn, für jede Krankheit Saftrezepte zu nennen, denn wir handeln in der konventionellen Therapie mit Krankheitsetiketts, die im Grunde nichts über den kranken Menschen aussagen.

Ein paar Beispiele habe ich aus dem Meer von übergeordneten Krankheiten ausgewählt, um zu demonstrieren, wie man vorgehen kann. Die Beispiele sollen zu eigenen Erfahrungen ermuntern. Sobald man als Therapeut selbst eine Saft-Kur erlebt hat, wird die Kreativität für eigene Ideen erweckt. Zeit meines Lebens war mein Forschergeist wach, um Neues zu entdecken und Zusammenhänge zu verstehen. Das hält jung, vital und humorvoll. Das wünsche ich allen Kollegen. Möge der Grauschleier von Fixierungen und Glaubenssätzen weichen und die eigene Erfahrung in hellem Licht erstrahlen. Nur das fördert die Erweiterung von Bewusstsein. Wir wollen, dass unsere Patienten zur inneren Freiheit gelangen, Eigenverantwortung, soziale Kompetenz einnehmen. Fangen wir doch einfach bei uns selbst an.

Viel Freude und Gesundheit mit der Saft-Therapie!

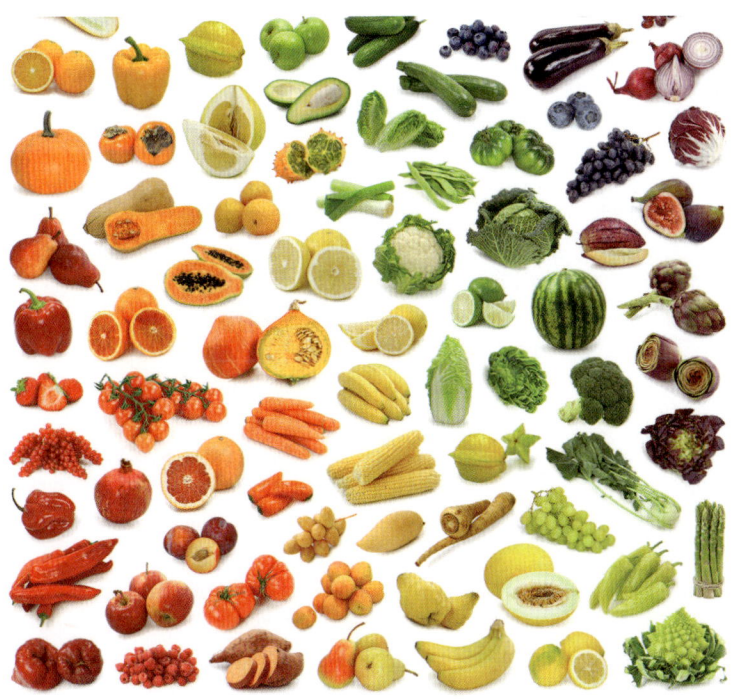

Literaturverzeichnis

Aeppli, August: *Lebensordnungen.* Emil Oesch Verlag, 1944

Asai, Kazuhiko: *Organisches Germanium, eine Hoffnung für viele Kranke.* 6. Aufl., Semmelweis Verlag, 2010

Bäuerle, Emil Aurelius: *Lebensschwung aus bewusster Atmung.* Lebensweiser Verlag, 1951

Beckmann, Horst: *Die Anti-Krebs Strategie.* Biodidact Publishing, BOD Verlag, 2009

Béliveau, Richard und Gingras, Denis: *Krebszellen mögen keine Himbeeren.* Kösel, 2007

Berner, Hans-Günter: *An vollen Töpfen verhungern.* Selbstverlag. o.J.

Bhatmanghelidj, F.: *Wassertrinken wirkt Wunder.* 5. Auflage, VAK Verlag, 2010

Bircher-Benner, Max: *Ordnungsgesetze des Lebens.* Bircher-Benner Verlag, 2005

Bischof, Marco: *Biophotonen.* Zweitausendseins, 1996

Blancke, Rolf: *Exotische Früchte.* Ulmer Verlag, 2000

Bossinger, Wolfgang, Eckle, Raimund: *Schwingung und Gesundheit.* Traumzeit Verlag, 2008

Boutenko, Victoria: *Green for Life.* Hans-Nietsch-Verlag, 2009

Brandt, Dorothea und Hendrickson, Lars: *Zahngesund.* Pkpublishing, 2010

Bühler, Walther: *Der Leib als Instrument der Seele.* Verlag Freies Geistesleben, Stuttgart 1987

Burgstein, Uli: *Burgsteins Handbuch: Nährstoffe.* Haug Verlag, 2007

Cousins, Gabriel: *Die Kunst der Zubereitung lebendiger Nahrung.* Hans-Nietsch-Verlag, 2. Aufl., 2007

D´Adamo, Peter und Whitney, Catherine: *4 Blutgruppen.* Piper, 1999

Da Silva, Kim: *Der inneren Uhr folgen.* Goldmann, München 2000

Döll, Michaela: *Antiaging mit Antioxidantien.* Herbig, 2006

Dreßler, Margarete: *Die unbekannten Kräfte der Blaubeere.* Knaur, 2011

Finke, Gisela: *Weizengras.* Knaur, 1999

Freitag, Dieter: *Evolutionsmedizin Rohkost.* Marian Verlag, 2009

Fritzsche, Doris: *Gute Fette – Schlechte Fette.* Gräfe & Unzer, 2007

Fürer, Walter: *Naturheilkunde kurz und bündig.* 5. Aufl., Verlag Sanamin, 2011

Gerson, Max: *Eine Krebstherapie, 50 Fälle.* AKSE, 2010

Goodman, Sandra: *Germanium, für eine bessere Gesundheit und ein längeres Leben.* Semmelweis, 1988

Greb, Niki und Schweins, Esther: *Saft & Kraft.* Eichborn, 2008

Greve, Karin: *Geistig-spirituelle Heilweisen neben Medizin und Alternativmedizin.* Tectum Verlag, 2004

Gröber, Uwe: *Arzneimittel und Mikronährstoffe.* Wissenschaftliche Verlagsgesellschaft, 2007

Grillparzer, Marion: *Körperwissen.* 3. Auflage, Gräfe & Unzer, 2009

Hagiwara, Yoshihide: *Green Barley Essence.* Keats Publishing, 1986

Hagiwara, Yoshihide: *Green Barley Essence.* Keats Publishing, 1985

Hofmann, Andrea: *Basisches Baden.* Verlag Andrea Hofmann, 2007

Holler, Winfried: *Ich bin gesund mit frischen Säften.* Winfried Holler Verlag, 2007

Holtzapfel, Walter: *Im Kraftfeld der Organe.* Verlag am Goetheanum, 2004

Hu Hsiang Fan, Zerbst, Marion: *Natürlich gesund durch grünen Tee.* Trias, 1998

Jentschura, Peterr und Lohkämper, Josef: *Gesundheit durch Entschlackung.* Jentschura Verlag, 1998

Keimling: *Roh-mantische Genüsse.* Firmeneigene Broschüre, 2010

Kern, Peter: *Krebs bekämpfen mit Vitamin B_{17}.* 4. Aufl., VAK Verlag, 2010

Keymer, Martin und Schmedtmann, Norbert O: *Bioenergie-Therapie.* Oesch, 2005

Keymer, Martin und Bressendorf, Otto von: *Die Geheimnisse der Rhythmik des Lebens und des Universums.* Dermatologisches Privatinstitut Martin Keymer, 2006

Kirchmann, Karl: *Biochemie Lexikon.* 11. Aufl., Mertens Verlag, 1976

Klein, Thomas: *Energieverlust und Krankheit durch Zahnherde.* Hygeia Verlag, 2011

Knauss, Harald und Sonnenschmidt, Rosina: *Die 12 Tore der Heilung.* Verlag Homöopathie & Symbol, 2005

Knauss, Harald und Sonnenschmidt, Rosina: *Moderne Medial- und Heilerschulung.* Edition Elfenohr 2008 (Bezugsadresse siehe im Anhang)

Knauss, Harald und Sonnenschmidt, Rosina: *Übungs-CD mit Musik zu den Atem- und Drüsenübungen.* Narayana Verlag, 2009

Knauss, Harald, Sonnenschmidt, Rosina: *Homöopathische Heilungsprozesse im Spiegel des Gartens;* Sonntag Verlag, 2004

Knauss, Harald: *Die sieben Heilungsschritte.* Narayana Verlag, 2009

Knauss, Harald: *Leben und Sterben aus medialer Sicht,* Edition Elfenohr, 2008 (Bezugsquelle siehe Anhang)

Knauss, Harald: *Schriftenreihe Spirituelle Heilkunst, Band 4, „Töne, Klänge, Vokale – Vom Wesen der inneren Lebensordnungen",* Narayana Verlag, 2011

Knauss, Harald: *Schriftenreihe Spirituelle Heilkunst, Band 1 „Grundlagen und Hintergründe der spirituellen Heilkunst".* Narayana Verlag, 2009

Knauss, Harald: *Schriftenreihe Spirituelle Heilkunst, Band 2 „Der Atem – Schlüssel zum Lebensrhythmus".* Narayana Verlag 2010

Knauss, Harald: *Schriftenreihe Spirituelle Heilkunst, Band 3 „Drüsen und Chakras – Zentren der Schöpferkraft und Transformation".* Narayana Verlag, 2010

Knauss, Harald: *Schriftenreihe Spirituelle Heilkunst, Band 4 „Töne, Klänge, Vokale – vom Wesen der inneren Lebensordnungen".* Narayana Verlag, 2011

Knieriemen, Heinz: *Vitamine, Mineralstoffe, Spurenelemente.* AT Verlag, 2007

Köhler, Bodo: *Biophysikalische Informations-Therapie.* Gustav Fischer, 1997

Köhler, Bodo: *Grundlagen des Lebens.* Videel, 2001

Köhler, Bodo: *Synergistisch-biologische Krebstherapie.* Edition Co´med, 1998

Kratky, Karl W.: *Komplementäre Medizinsysteme.* Ibera Verlag, 2003

Kuhnhardt, Gert von: *Kleiner Aufwand, große Wirkung – Phänomen Trampolin.* 13. Aufl., Bellicon Deutschland GmbH, 2011

Kuklinski, Bodo und Schmionek, Anja: *Schwachstelle Genick.* 10. Aufl., Aurum Verlag, 2010

Lebedewa, Tamara: *Reinigung.* Driediger Verlag, 2003

Leibold, Gerhard: *Saftfasten macht leicht.* Oesch Verlag, 2005

Lewis, Alan: *Selen, Fakten über ein lebenswichtiges Mineral.* Semmelweis Verlag, 1982

Lübeck, Walter: *Grüner Tee.* 2. Aufl., Windpferd Verlag, 1998

Markowitz, Elysa: *Mix it!* Books Alive, 2003

Marty, Jo: *Mineralstoff-Therapie nach Dr. med. Schüssler.* Contra Point Publish, 2005

Matz, Franz: *Blüten- und Heilpflanzen-Elixiere.* Siva Natara Verlag, o.J.

Mayr, Franz Xaver: *Blut- und Säftereinigung.* 22. Aufl., Haug, 2005

Mayr, Franz Xaver: *Fundamente zur Diagnostik der Verdauungskrankheiten.* Turm Verlag, 1974

Mayr, Franz Xaver: *Medizin der Zukunft.* 2. Aufl., Haug Stuttgart, 2009

Meier-Koll, Alfred: *Chronobiologie.* Beck, München, 1995

Meintrup, Marc: *Natürlich heilen mit Weizengras.* Südwest Verlag, 1997

Neumann, Halima: *Grüne Lebenselixiere.* Fürhoff, 1999

Newdick, Jane: *Kräuter.* Ulmer Verlag, 1994

Nöcker, Rose-Marie: *Das große Buch der Sprossen und Keime.* 8 Aufl., Heyne, 2006

Norman, Jill: *Exotische Früchte.* Flechsig Verlag, 1992

Nowikowa, Natalja Alexandrowna und Butzke, Bernd: *Russische Volksmedizin.* Nymphenburger Verlag, 2011

Oberbeil, Klaus, Lentz, Christine: *Obst & Gemüse als Medizin.* Südwest, 2008

Oeste, Charlotte Christiane: *Lass es einfach hinter dir.* Sheema Medien Verlag, 2008

Openshaw, Robyn: *Green Smoothies Diet.* Ulysses Press, 2009

Oschman, James L.: *Energiemedizin.* Elsevier, 2006

Pfrogner, Hermann: *Die sieben Lebensprozesse.* Verlag Die Kommenden, 1978

Pies, Josef: *Die Açai-Frucht.* 2. Aufl., VAK Verlag, 2010

Prinzhausen, Jan: *Arbeitsbuch Abnehmen, Ernährungsformen für verschiedene Stoffwechseltypen.* Akademos Verlag, Hamburg 2003

Rauch, Erich: *Blut- und Säftereinigung.* Haug, 1966

Rothkranz, Markus: *Heile dich selbst.* 2. Aufl., Hans-Nietsch-Verlag, 2009

Rudolph, Bärbel: *Kraft im Saft.* Waldthausen, 2005

Sammelband des Compact Verlags: *Powerdrinks, Variationen aus Obst und Gemüse.* Compact Verlag, 2008

Santillo, Humbart: *Nahrungsenzyme.* AV-Publication, 2005

Schmid, Rainer: *Weizengrassaft.* 6 Aufl., Verlag Ernährung & Gesundheit, 2001

Schmiedel, Volker: *Quickstart Nährstofftherapie.* Hippokrates Verlag, 2010

Schnack, Gerd: *Swing & Relax.* Elsevier, 2006

Schnack, Gerd: *Natürlich gesund.* Herder Verlag, 2009

Sharamon, Shalila: *Goji.* Windpferd Verlag, 2008

Simonson, Barbara: *Papaya.* Windpferd Verlag, 2004

Simonson, Barbara: *Gerstengrassaft.* Windpferd Verlag, 2000

Simonson, Barbara: *Heilkraft aus den Tropen.* Integral, 2008

Slipher, Beate: *Natur satt!.* Kosmos Verlag, 2009

Schröder, Kerstin: *Wildpflanzen aus dem Garten auf den Tisch.* Thorbecke Verlag, 2009

Sonnenschmidt, Rosina, Knauss, Harald und Krüger, Andreas: *Die Kunst zu heilen,* Verlag Homöopathie & Symbol, 2003

Sonnenschmidt, Rosina, Knauss, Harald: *Das Auto aus heiterer und homöopathischer Sicht.* Narayana Verlag, 2009

Sonnenschmidt, Rosina, Knauss, Harald: *Tiermittel in der Homöopathie;* Sonntag Verlag, 2007

Sonnenschmidt, Rosina: *Das Tier im Familiensystem.* Sonntag Verlag 2. Auflage 2009

Sonnenschmidt, Rosina: *Der Mutteratem in der Familienaufstellung.* Narayana Verlag, 2011

Sonnenschmidt, Rosina: *Die Schüßler-Therapie mit 36 Mineralsalzen.* Narayana Verlag, 2011

Sonnenschmidt, Rosina: *Exkarnation – Der große Wandel,* Verlag Homöopathie und Symbol, 2002

Sonnenschmidt, Rosina: *Heilkunst und Humor,* Verlag Homöopathie & Symbol, 2004

Sonnenschmidt, Rosina: *Homöopathie und Radioaktivität.* Narayana Verlag, 2011

Sonnenschmidt, Rosina: *Homöopathisches Krebsrepertorium.* Verlag Homöopathie & Symbol, 2005

Sonnenschmidt, Rosina: *Mediale Mittel in der Homöopathie.* 2. Aufl., Sonntag Verlag 2004

Sonnenschmidt, Rosina: *Miasmatische Krebstherapie.* Verlag Homöopathie & Symbol, 2008

Sonnenschmidt, Rosina: *Miasmen und Kultur – Krankheit und Heilung aus kulturhistorischer und homöopathischer Sicht,* Verlag Homöopathie & Symbol, 2007

Sonnenschmidt, Rosina: *Miasmen-Test.* Homöopathie & Symbol, 2008

Sonnenschmidt, Rosina: *Radionischer Energietest.* Narayana Verlag, 2008

Sonnenschmidt, Rosina: *Schriftenreihe „Organ – Konflikt – Heilung", Band 1 „Blut – flüssiges Bewusstsein".* Narayana Verlag, 2009

Sonnenschmidt, Rosina: *Schriftenreihe „Organ – Konflikt – Heilung", Band 2 „Leber und Galle – erworbene Autorität".* Narayana Verlag, 2009

Sonnenschmidt, Rosina: *Schriftenreihe „Organ – Konflikt – Heilung", Band 3 „Verdauungsorgane – der Weg zur Mitte".* Narayana Verlag, 2009

Sonnenschmidt, Rosina: *Schriftenreihe „Organ – Konflikt – Heilung", Band 4 „Nieren und Blase – Leben und Bewusstsein".* Narayana Verlag, 2009

Sonnenschmidt, Rosina: *Schriftenreihe „Organ – Konflikt – Heilung", Band 5 „Nieren und Blase -Basis der Selbstverwirklichung".* Narayana Verlag, 2009

Sonnenschmidt, Rosina: *Schriftenreihe „Organ – Konflikt – Heilung", Band 6 „Herz und Kreislauf – natürliche Autorität.* Narayana Verlag, 2010

Sonnenschmidt, Rosina: *Schriftenreihe „Organ – Konflikt – Heilung", Band 7 „Endokrine Drüsen – Basiskräfte der Spiritualität"* Narayana Verlag, 2010

Sonnenschmidt, Rosina: *Schriftenreihe „Organ – Konflikt – Heilung", Band 8 „Weibliche und männliche Sexualorgane - Selbstverwirklichung".* Narayana Verlag, 2010

Sonnenschmidt, Rosina: *Schriftenreihe „Organ – Konflikt – Heilung", Band 9 „Gehirn und Nervensystem – Blüte der Spiritualität",* Narayana Verlag, 2010

Sonnenschmidt, Rosina: *Schriftenreihe „Organ – Konflikt – Heilung", Band 10 „Die Sinnesorgane – Wunderwerk der Kommunikation".* Narayana Verlag, 2011

Sonnenschmidt, Rosina: *Schriftenreihe „Organ – Konflikt – Heilung", Band 11 „Das Gliedmaßensystem – Fortschritt auf allen Ebenen".* Narayana Verlag, 2011

Sonnenschmidt, Rosina: *Schriftenreihe „Organ – Konflikt – Heilung", Band 12 „Haut und Lymphsystem – Bastionen der Immunkraft".* Narayana Verlag, 2012

Sonnenschmidt, Rosina: *Über Gewicht.* Narayana Verlag, 2010

Sonnenschmidt, Rosina: *Wege ganzheitlicher Heilkunst, Anamnese-Diagnose-Heilung.* Sonntag Verlag, 2005

Spiller, Wolfgang: *Dein Darm.* Waldthausen, 2004

Spork, Peter: *Das Uhrwerk der Natur, Chronobiologie.* Rowohlt, 2004

Spring, C. George: *Mineralstoff-Therapie nach Dr. med. Schüssler.* Biochemischer Verein Zürich, 2005

Stossier, Harald und Hahn, Monika Baronin von: *F.X. Mayr Medizin der Zukunft.* Haug, 2009

Blofeld, John: *Das Tao des Teetrinkens.* O.W. Barth, 1986

Strunz, Ulrich, Jopp, Andreas: *Mineralien, das Erfolgsprogramm.* Heyne, 2009

Tanaka, Shigeru: *Fit und vital mit Antioxidantien.* SOGO Unicom, 2004

Tepperwein, Kurt: *Die Botschaft deines Körpers.* 11. Aufl. MVG Verlag, 1999

Tokunaga, Mutsuko: *New Tastes in Green Tea.* Kondansha International, o.J

Voelk, Marianne: *Säfte, Gesundheit und Genuss.* AT Verlag, 2004

Walb, Ludwig und Ilse: *Die Haysche Trennkost.* Haug, 1957

Waldmann, Klaus P: *Weizengras.* Urania, 1998

Walker, Norman: *Frische Frucht- und Gemüsesäfte.* Goldmann, 1995

Walker, Norman: *Täglich frische Salate erhalten Ihre Gesundheit.* Mosaik, 2000

Walker, Norman: *Wasser und Ihre Gesundheit.* Waldthausen, 2007

Werner, Benno: *Im Rhythmus der Jahreszeiten.* Rowohlt Verlag, 1998

Wien, Till: *Schach unserem Gebissverfall.* Semmelweis Verlag, 1985

Wigmore, Ann: *Lebendige Nahrung ist die beste Medizin.* Knaur, 1990

Wigmore, Ann: *Schlank, fit und gesund mit Weizengras.* MVG, 1985

Wolfe, David: *Naked Chocolate.* The Fruit Planting Foundation, San Diego, USA, 2005

Wolfram, Katharina: *Die Ölzieh-Kur.* 7. Aufl., Schirmer, 2010

Wolfrum, Christine: *Weizengras.* Gräfe & Unzer, 1998

Yeager, Selen: *Heilkraft unserer Lebensmittel.* Weltbild, 2009

Zierden, Irmgard, Mayr, Peter: *F.X. Mayr-Kur: Das Basisbuch.* Haug, 2005

Zimmermann, Gabriele: *Heilerde.* Herbig Verlag, 2010

Bezugsquellen

Saftpressen: Green Star, Green Star Elite, Z-Star, bewährte Milchschäumer, Auswahl an Trockenfrüchten in Bio Qualität, Keiko Grüntee, Matchatee.

Auswahl an Kräutern in Bio Qualität, Produkte der Hildegard Medizin, Basische Produkte, Gerstengras und Green Magma und vieles mehr.

Klyso und Mittel für die Natronkur sind erhältlich im Naturhaus des Narayana Verlags *www.narayana-verlag.de.*

Seminarangebote

Die Autorin gibt folgende Seminare.

- Im **Fortbildungszentrum „Organ-Konflikt-Heilung"** finden Sie Kurse für Therapeuten mit Zertifizierungspunkten. Infos unter: www.sonnenschmidt-knauss.de
- **„Medial- und Heilerschulung":** Hier geht es um erweiterte Wahrnehmung und die Erweckung der Selbstheilungs- und Heiler- kräfte, die jeder Therapeut benötigt, um den Patienten ganzheitlich erfassen zu können. Infos unter: www.mediale-welten.com
- Neu: **„Ausbildung zum Gesundheitspraktiker"** Infos unter: *www.sonnenschmidt-knauss.de*

Lehrwerke zu den Kursen sind erhältlich bei *www.essenzia-eK.de.*

Abbildungsnachweis

S.ii, 5-7, 12-25, 37, 44-45, 49-58, 62-68, 73, 75-82, 88-103, 107-111, 117-118, 120-125; Abb 2.1, 3.1, 3.3: Bilder von Schneider&Will

S. 115; Abb. 4.3, Abb. 4.4, Abb. 5.1, 5.2, Abb. 5.3 Bilder von Rosina Sonnenschmidt

S. 1, 2, 7, 47, 56, 70-73, 83-87, 100, 106, 114, 142-143: © Elena Schweitzer - Fotolia.com

S. 5: © Torbz - Fotolia.com

S. 9-10, 46-48, 84-87, 119, 133, 135, 139, 142: istockphoto.com

Abb. 1.3–1.5 Firma Keimling, Buxtehude

S. 26: © Printemps - Fotolia.com

S. 43: © Okea - Fotolia.com

S.46-47, 50, 52, 72-73, : © Popova Olga - Fotolia.com

S. 47-48, 84: © ExQuisine - Fotolia.com

S. 48: © MAMODA - Fotolia.com

S. 59: © vadim yerofeyev - Fotolia.com

S. 62: © emer - Fotolia.com

S. 83: © nito - Fotolia.com

S. 84: © blende40 - Fotolia.com

S. 84: © yamix - Fotolia.com

S. 84, 86: © photocrew - Fotolia.com

S. 84, 105: © Aussiebloke - Fotolia.com

S. 85: © Melis82 - Fotolia.com

S. 85: © Mauro Rodrigues - Fotolia.com

S. 86: © rdnzl - Fotolia.com

S. 86: © Barbro Bergfeldt - Fotolia.com

S. 86-87: © valeriy555 - Fotolia.com

S. 87: © Mauro Rodrigues - Fotolia.com

S. 104: © nikitos77 - Fotolia.com

S. 112, 113: © marc nicke - Fotolia.com

S. 117, 119: © Teamarbeit - Fotolia.com

S. 117: © Light Impression - Fotolia.com

S. 126-127: © M.studio - Fotolia.com

S. 128: © Elenaphotos21 - Fotolia.com

S. 130: © VRD - Fotolia.com

S. 136: © Svenja98 - Fotolia.com

S. 140: © Anyka - Fotolia.com

Tabellenverzeichnis

Zutatenindex

Stichwortindex

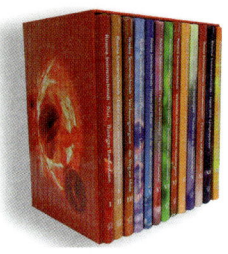

Set der Schriftenreihe Organ – Konflikt – Heilung

Das Set kostet nur € 365 (statt 13 x € 34 EUR = € 442).

Die Schriftenreihe besteht aus 12 Bänden, wobei jeder Band ein Organsystem behandelt: *Band 1:* Blut – flüssiges Bewusstsein, *Band 2:* Leber und Galle – erworbene Autorität, *Band 3:* Verdauungsorgane – der Weg zur Mitte, *Band 4:* Atemorgane – Leben und Bewusstsein, *Band 5:* Nieren und Blase – Basis der Selbstverwirklichung, *Band 6:* Herz und Kreislauf – natürliche Autorität, *Band 7:* Endokrine Drüsen – Basiskräfte der Spiritualität, *Band 8:* Weibliche und männliche Geschlechtsorgane – Selbstverwirklichung, *Band 9:* Gehirn und Nervensysteme – Blüte der Spiritualität, *Band 10:* Sinnesorgane – Wunderwerk der Kommunikation, *Band 11:* Gliedmaßensystem - Fort-Schritt auf allen Ebenen, *Band 12:* Haut und Lymphsystem – Bastionen der Immunkraft.

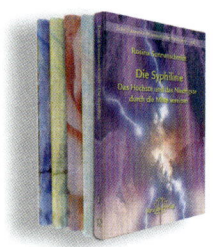

Set der Schriftenreihe Miasmatische Heilkunst

Das Set kostet bis zum Erscheinen aller 5 Bände statt 5 x € 29 = € 145 nur 5 x € 27 = € 135 (danach € 157 statt € 170).

In der neuen Schriftenreihe „Miasmatische Heilkunst" steht die praktische Umsetzung miasmatischer Erkenntnisse in den Praxisalltag im Zentrum. Bei jedem der 5 Bände steht jeweils ein Miasma im Vordergrund.

Jedes Miasma wird ganzheitlich betrachtet : Was sind seine kollektiven und individuellen Charakteristika, welche Körperzeichen sind typisch? Welche Krankheiten und Pathologien gehören zu welcher miasmatischen Schicht? Welche Therapien haben sich in einem ganzheitlichen Behandlungskonzept bewährt? Welche homöopathischen Arzneien dringen an die miasmatische Wurzel, stärken ein Organsystem und die Konstitution des Patienten? Wie erkennt man die Logik des Krankwerdens und die Logik des Heilwerdens? Jeder Buchband wird durch künstlerische Zeichnungen und Gedichte aus dem Kollegenkreis illustriert, so dass ein Zugang zu den Miasmen über alle Sinne geschehen kann.

Band 1: Syphilitisches Miasma - das Höchste und Niedrigste in der Mitte vereinen, *Band 2:* Karzinosines Miasma - den schöpferischen Selbstausdruck zulassen, *Band 3:* Sykotisches Miasma - die Mitte finden und bewahren, *Band 4:* Tuberkulines Miasma - das Echte vom Unechten unterscheiden, *Band 5:* Psorisches Miasma - die Kraft der Beziehungsfähigkeit erlangen

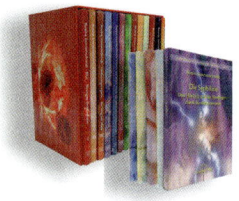

Komplettset der Schriftenreihen Organ-Konflikt-Heilung UND Miasmatische Heilkunst in 17 Bänden

Beide Schriftenreihen zusammen für nur 17 x € 26.-, insgesamt € 442.- bis zum Erscheinen aller Bände (statt € 493.-). Nach Erscheinen aller Bände nur € 529.- (statt € 578.-)

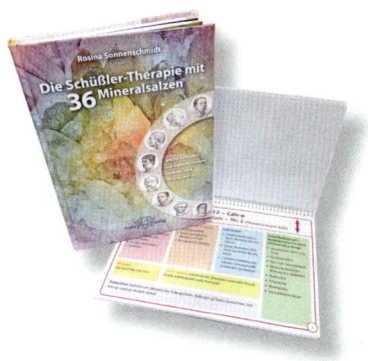

Die Schüßler-Therapie mit 36 Mineralsalzen

Mit 36 Farbtafeln und weiterführenden Gesichts- und Körperzeichen

180 Seiten, 2 Bände
(Lehrbuch mit Farbtafelnbeiheft), € 49.-

Die Schüßler-Salze zählen auch 140 Jahre nach ihrer Entdeckung zu den beliebtesten naturheilkundlichen Therapien.

Rosina Sonnenschmidt hat langjährige Erfahrung mit den Schüßler-Salzen und vermag, diese in lebendiger und übersichtlicher Form darzustellen. Neben den klassischen Salzen 1-12 erläutert sie erstmals auch die Gesichts- und Körperzeichen der weniger bekannten Salze 13-27. Als Neuheit beschreibt sie weitere neun Salze, die sich bei ihr in der Praxis als sehr nützlich erwiesen haben und für die heutige Zeit besonders wichtig sind. Somit steht erstmals ein erweitertes Sortiment von 36 der wichtigsten Mineralsalze für eine differenzierte Therapie zur Verfügung.

Das Werk ist für die tägliche Praxis geschaffen und enthält zahlreiche Abbildungen für die Antlitzdiagnose, Bezüge zu den Miasmen und Tipps zur Beseitigung der Belastungen durch Heilnahrung und Ausleitungen. Die einzelnen Arzneifamilien wie Calcium-, Kalium- und Natriumsalze werden auch als Gruppe erläutert, welches die Ähnlichkeiten besser erkennen lässt. Besonders hilfreich sind die 36 großen Farbtafeln im Beiheft, welche auf einen Blick für jedes Mineralsalz die Hauptpunkte, wichtige Zusammenhänge und Unterschiede zu anderen Salzen zeigen.

Die beliebte Autorin geht mit diesem Werk weit über die übliche Auflistung typischer Symptome hinaus und stellt die Schüßler-Salze erstmalig im ganzheitlichen Zusammenhang dar. Es ist, als ob die Salze mit ihren Eigenarten zum Leben erweckt werden. Für den Leser entsteht ein klares Bild, das leicht in der Praxis umgesetzt werden kann – ein Meilenstein in der Schüßler-Therapie.

„Angesichts der Fülle von Büchern über Schüßler-Mineralstoffe fragen Sie sich zu Recht: Schon wieder eins? Das Thema scheint doch in jede Richtung ausgewalzt zu sein!
Nachdem ich alte und neue Publikationen über die Schüßler-Salze gelesen habe, fielen mir ein paar Defizite auf. Das größte Defizit sehe ich darin, dass die Schüßler-Salze 1 – 12 beinahe jedes Kind kennt, während die Schüßler-Salze 13 – 27 sehr zaghaft ins Bewusstsein rücken, nicht zu reden von weiteren.
Dabei liegt es nahe, die Therapiemöglichkeiten mit Schüßler-Nährstoffen zu erweitern, weil die Orthomolekularmedizin längst die stofflichen Bedürfnisse von Mineralstoffen, Vitaminpräparaten und Aminosäuren zu erfüllen scheint." Rosina Sonnenschmidt

"Es ist gut, mal über die 12 üblichen Salze hinauszugehen und auch die miasmatische Entwicklung zu berücksichtigen. Tolle neue Erkenntnisse durch das Buch- einfach Klasse- habe 3 Tage nur noch gelesen und studiert!" Sigrid Kurz

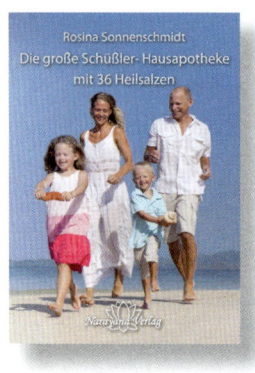

Die neue Schüßler- Hausapotheke

36 Mineralsalze für Krankheiten von A-Z

180 Seiten, geb., € 24.-

Schüßler-Salze erfreuen sich ungebrochener Beliebtheit. Jedoch sind wir heute anders krank als früher und brauchen daher auch andere Arzneien. So hat sich auch das Spektrum der Schüßler-Mineralsalze um Substanzen erweitert, die zum Teil nur in Spuren in unserem Organismus vorkommen, aber enorm wichtig für die Synergien unseres Organismus sind.

Rosina Sonnenschmidt hat diese neuen Salze wie Germanium oder Molybdän mit großem Erfolg in die heutige Behandlung eingeführt.

In dem Handbuch für den Hausgebrauch erläutert sie erstmalig bewährte Rezepturen mit den zwölf alten und den 24 neuen Schüßler-Mineralsalzen. Dabei gibt sie Hilfestellung bei den wichtigsten Beschwerden von A-Z: von Abmagerung, Akne und Asthma über Durchfall, Fettsucht, Haarausfall und Heuschnupfen bis zu Konzentrationsproblemen, Kopf- und Rückenschmerzen, Schwerhörigkeit und Zahnschmerzen. Viele Tipps aus der Naturheilkunde runden die Behandlung ab und regen an, sich und die Familie selber zu heilen.

Erstmalig führt die beliebte Autorin in diesem Werk auch die sieben Konstitutionstypen bei der Behandlung mit Schüßler-Salzen ein. Anhand der eingängigen Beschreibung kann jeder leicht seinen Typ bestimmen und lernen, welche Mineralsalze für ihn besonders wichtig sind und auf was er bei Ernährung und Lebensführung besonders achten sollte.

Ein wertvoller Ratgeber, der für die ganze Familie viele bewährte und neue Behandlungstipps gibt.

Harald & Rosinas Pflegemittel

In unserem Naturhaus finden Sie viele Produkte zu den Büchern von Rosina Sonnenschmidt und Harald Knauss.

Hier einen kleine Auswahl: Klyso, Mittel für die Natronkur, Augenpflegeset, Green Star (Entsafter), Agar-Agar und viele Kräuter.

Das Sortiment wird ständig erweitert und angepasst.

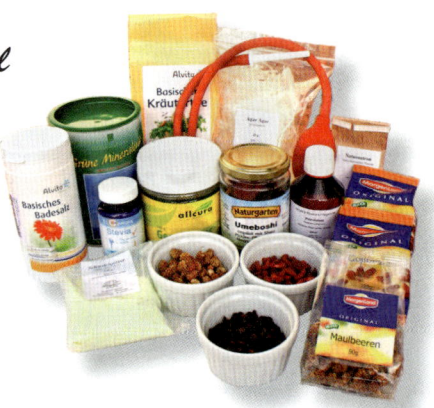

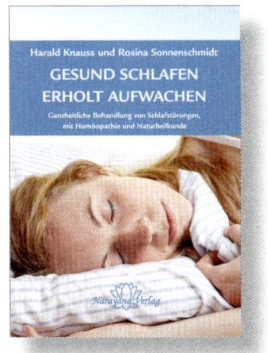

Gesund schlafen - Erholt aufwachen

Ganzheitliche Behandlung von Schlafstörungen, mit Homöopathie und Naturheilkunde

200 Seiten, geb., € 34.-

Nichts geht über einen tiefen und gesunden Schlaf. Leider ist dies jedoch nicht selbstverständlich. Viele klagen über Schlafprobleme wie Einschlaf- und Durchschlafstörungen. Dieses Werk gibt eine wichtige Hilfestellung, um wieder natürlich schlafen zu können und erholt zu erwachen.

Wir leben heute in einer Zeit, die sich wenig um natürliche Rhythmen schert. So wundert es nicht, dass viele Menschen keinen Schlaf finden, schlecht schlafen, am Morgen gerädert aufwachen usw. Ein guter Schlaf ist aber unabdingbar für die Verwirklichung unseres Lebens.

Der Schlaf und die Welt der Träume sind nach wie vor ein Mysterium. Die beiden Autoren spüren dem Geheimnis des Schlafes aus ganzheitlicher Sicht nach. Schon das Verständnis, was eigentlich im Schlaf geschieht, gibt uns Hinweise, wie wir unseren Schlaf verbessern können.

Weiterhin enthält das Buch Tipps und Übungen, die von der Art der Schlafplatzes bis zu naturheilkundlichen Hilfen reichen. Kräuterkissen, Kräutertees und Homöopathie werden als wertvolle Unterstützung vorgestellt. Ein faszinierendes Buch über ein geheimnisvolles Thema, aber durchaus pragmatisch angegangen. Jeder Mensch braucht seinen guten Schlaf, daher ein Buch für jeden.

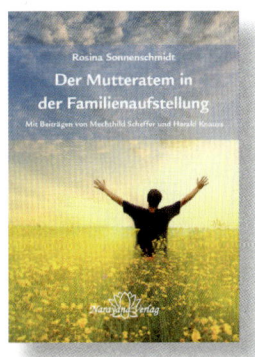

Der Mutteratem in der Familienaufstellung

Durch rhythmisches Atmen zur Selbstverwirklichung

144 Seiten, geb., € 34.-

Die Mutter leiht dem werdenden Kind ihren Atem, ihren Atemrhythmus und das damit verbundene Denken, Fühlen und Handeln.

Mit der Geburt atmet das Kind selbstständig. Dennoch ist in ihm noch die Erfahrung des Mutteratems lebendig. Dann folgen Ablösungsprozesse zur Entwicklung des Eigenatmes und des eigenen Bewusstseins. Dieses Wissen um den Mutteratem und dessen Ablösung findet sich bereits im alten Indien.

Rosina Sonnenschmidt beschreibt in ihrem bahnbrechenden Werk detailliert, wie die Loslösung vom Mutteratem anhand von Aufstellungsarbeit vollzogen werden kann, und wie Homöopathie und rhythmisches Atmen hierbei unterstützen. In einem Beitrag erklärt die Bach-Blüten-Expertin Mechthild Scheffer, wie auch bestimmte Blütenessenzen bei der Loslösung helfen.

Das Buch ist eine Pionierarbeit über ein Thema, dessen Auswirkungen erst zu erahnen sind.

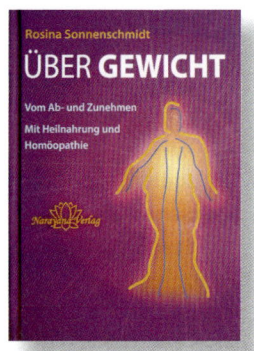

Über Gewicht

Vom Ab- und Zunehmen - Mit Heilnahrung und Homöopathie

200 Seiten, geb., € 34.-

Bei Übergewicht empfindet man sich unbewusst als zu leicht. Es mangelt an Erdung und man beschwert sich mit materieller Nahrung. Bei Untergewicht nimmt man sich als zu schwer wahr und erleichtert sich durch Verzicht auf Nahrung.

Eine verblüffend einfache Erklärung, die sich bei der beliebten Autorin Rosina Sonnenschmidt in ihrer Praxis vielfach bewahrheitet hat.

Rosina Sonnenschmidt versteht es, eine versöhnliche Haltung des Lesers zu sich selbst anzuregen und stellt die Neigung zu viel oder zu wenig zu essen in einem ganzheitlichen Behandlungskonzept vor.

Dabei bilden Basistherapien mit Darmsanierung, Entsäuerung, rhythmischen Atemübungen und Hautpflege das Fundament. Darauf baut die Haupttherapie mit Ernährung und Homöopathie auf. Im Zentrum der Heilnahrung, rhythmisiert durch den „Lusttag" (therapiefreien Tag), stehen bewährte Ernährungsangebote mit Dampfgegartem, Rohsäften, grünen Dicksäften und Heilgetränken.

Obgleich Disziplin angesagt ist, gewinnen die Betroffenen zu jedem Zeitpunkt die Gewissheit: „Ich schaffe das!"

Bei der homöopathischen Behandlung stehen Darmnosoden, miasmatische und konstitutionelle Arzneien im Vordergrund. Ausführlich besprochen werden Mittel wie Calcium, Graphites, Iodum, Nuphar luteum, Saccharum album und Hyoscyamus. Eindrückliche Fallbeispiele dokumentieren, wie erfolgreich dieses Konzept ist.

Ein bahnbrechendes Werk, das sich sowohl an Therapeuten als auch an Betroffene richtet. Es hebt sich erfrischend von bisheriger Literatur ab, geht weit über Diätempfehlungen hinaus und macht dem Leser Mut, sich selbst zu verstehen und mit Begeisterung die Heilung selbst in die Hand zu nehmen.

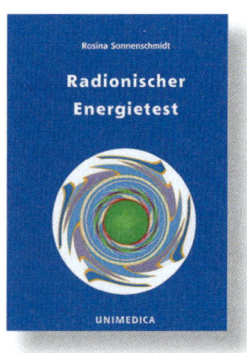

Radionischer Energietest

Anleitungsbuch mit 12 Tafeln für die tägliche Praxis

64 Seiten A4, Heftbindung mit farbigem Kartonumschlag (abwaschbar), € 34.-

Rosina Sonnenschmidt hat 20 Jahre Lehr- und Praxiserfahrung mit energetischen Testverfahren und hat zu diesem Thema auch Standardwerke geschrieben. Mit ihrem neuen, modernisierten Lehrbuch „Radionischer Energietest" und 12 Testtafeln bietet sie eine professionelle Hilfe für den Praxisalltag.

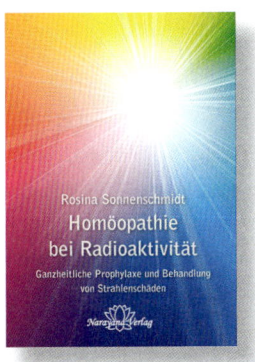

Homöopathie bei Radioaktivität

Ganzheitliche Prophylaxe und Behandlung von Strahlenschäden

100 Seiten, geb., € 19.80

Wie gehen wir mit etwas um, das nicht riecht, nicht zu sehen, nicht zu hören ist, das auf „leisen Sohlen" durch die Winde um den Erdball driftet und eine gefährliche Spur hinterlässt? Wir Menschen haben die Atomkraft erschaffen und müssen uns nun mit deren Folgen auseinandersetzen.

Die bekannte Autorin Rosina Sonnenschmidt beschreibt in ihrem neuesten Werk die Prophylaxe und Therapie von Strahlenschäden mit Homöopathie, Schüßler-Salzen und Naturheilkunde. Sie schöpft aus ihrer großen Erfahrung von der Behandlung von Strahlenschäden nach Strahlentherapie sowie der Behandlung von japanischen Patienten.

Rosina Sonnenschmidt erläutert, welche homöopathischen Mittel bei Befürchtungen und Ängsten vor radioaktiver Belastung angezeigt sind. Sie beschreibt, wie Radioaktivität auf den Körper wirkt und welche Organe besonders strahlenempfindlich sind. Aus ihrer Erfahrung stellt sie bewährte Therapieabläufe mit der Plus-Methode dar. Abgerundet wird das Werk durch leicht umsetzbare Atemübungen.

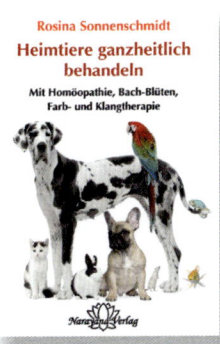

Heimtiere ganzheitlich behandeln

Mit Homöopathie, Bach-Blüten, Farb- und Klangtherapie

300 Seiten, geb., € 39.-

Ob für Vogel, Hund, Katze, Meerschweinchen, Hase oder Koi, hier findet jeder Tierhalter bewährte Rezepturen mit Homöopathie und Bachblüten, um seinem Heimtier etwas Gutes zu tun, wenn es sich mal nicht wohl fühlt.

Tiere reagieren auch positiv auf Farben und Klänge. Der Ratgeber gibt viele Anweisungen, wie man auf einfache Weise Farblicht- und Klangtherapie durchführen kann, eine Sterbebegleitung gestaltet, seine sensitive Tier-Kommunikation schult und die Hände heilend auflegen kann.

Bewährte Indikationen: Stressbelastung, Unfruchtbarkeit, Sterbebegleitung, Hautprobleme, Immunschwäche, Kommunikationsprobleme, Aggression, Alter, Notfall, Jungenaufzucht u. v. a.

Die international bekannte Autorin hat Pionierarbeit auf dem Gebiet der ganzheitlichen Tiertherapie, hier besonders der tropischen Vögel geleistet. Sie leitete 10 Jahre lang die von ihr lizenzierte Ausbildung in Tier-Kinesiologie für Tierärzte und war Gastdozentin auf internationalen Veterinärkongressen in Amerika, Kanada, Hawaii, Großbritannien, Österreich und Deutschland.

Sie führte als Erste vor 20 Jahren die Bachblüten-Therapie für Tiere ein, die Laser-Akupunktur für Vögel, die Farb- und Musiktherapie für Tiere sowie die familiensystemische Arbeit für Tierhalter. Ihr Anliegen ist, die Beziehung Mensch – Tier ganzheitlich zu sehen, sowohl in der verhängnisvollen Projektion menschlicher Probleme auf Heimtiere als auch die heilsame Wirkung von Heimtieren auf Menschen.

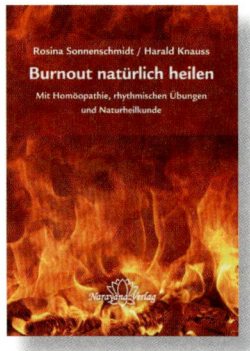

Burnout natürlich heilen

Mit Homöopathie, rhythmischen Übungen und Naturheilkunde

320 Seiten, geb., € 34.-

Burnout ist die neue Volkskrankheit. Das Verbrennen der Kräfte bis zur Erschöpfung ist ein Ausdruck unseres Zeitgeistes. Es ist menschlich, sich ganz und gar in eine Sache hineinzustürzen. Das Problem ist die Maßlosigkeit, der Kontaktverlust zu sich selbst, indem man nur noch dem Sog von „noch mehr, noch höher, noch schneller" erliegt. Das führt zur inneren Leere und Orientierungslosigkeit, weil die materiellen Werte und Ziele einen nicht mehr im Leben tragen. Durch die enorme Erschöpfung schwindet die Kraft zur Umkehr. Was man vorher unter Kontrolle hatte, entgleitet, man wird zum Spielball der abbauenden Kräfte.

Bei schweren chronischen Krankheiten wie Burnout bedarf es eines ganzheitlichen Therapiekonzepts. Die beiden beliebten Autoren Rosina Sonnenschmidt und Harald Knauss zeigen praktisch und verständlich den Weg aus der Krankheit. Dies fängt an mit aktivem Umdenken und Änderung des Lebensstils. Besonders wichtig sind hierbei der Lebensrhythmus mit schöpferischen Pausen, Zeiten der Stille, der Mut zur Unvollkommenheit und der richtige Umgang mit der Zeit. Rhythmische Übungen spielen herbei eine große Rolle.

Homöopathische Arzneien sind ein weiterer Meilenstein beim Heilungsprozess. Rosina Sonnenschmidt gibt hierbei wertvolle Tipps – von ungewöhnlichen Schlangenmitteln, Lanthaniden, pflanzlichen Arzneien und Schüßlersalzen. Naturheilkundliche Mittel wie Heilkräuter, Aromaöle und Baumessenzen leisten ebenfalls eine wichtige Hilfe beim Weg aus dem Burnout.

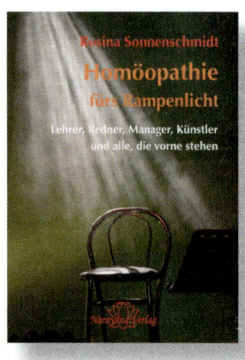

Homöopathie fürs Rampenlicht

Lehrer, Redner, Manager, Künstler und alle, die vorne stehen

160 Seiten, geb., € 34.-

Ihr neuestes Werk „Homöopathie fürs Rampenlicht" basiert auf der früheren Bühnenerfahrung als Pantomimin im Kefka-Theater (Leiter Milan Sladek) und als Sängerin des Sephira Ensembles (Leiter Harald Knauss). In fast 30 Jahren erwarb sie durch das was auf und hinter der Bühne geschieht viel Menschenkenntnis: Wer möchte gerne vorne stehen, traut sich nicht? Wer will dauernd vorne stehen und sich wichtigmachen, hat aber nichts zu sagen? Welche Gesetzmäßigkeiten gelten im Rampenlicht? Welche Potenziale sind wichtig für den Erfolg im Rampenlicht? Sie setzte schon früh homöopathische Konstitutionsmittel ein und vermittelte damit auch noch mal ein ganz anderes Verwendungsfeld.

Sie hielt erst viele Kurse für Darstellende Künstler, dann für Therapeuten, Manager, Geschäftsleute, die Seminare leiten wollen. Die überragenden Erfolge derer, die sie ausbildete, egal in welchem Metier, führten zu der Idee, sowohl die homöopathischen Helfer als auch die notwendigen Übungen einem breiteren Publikum zugänglich zu machen. Das geschieht mit diesem heiteren Buch zu einem ernsten Thema, das es mehr Menschen ermöglicht, ins Rampenlicht zu treten und sich dort wohlzufühlen.

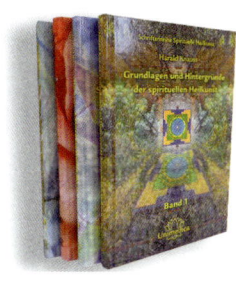

Harald Knauss

Set der Schriftenreihe „Spirituelle Heilkunst" in 5 Bänden

Das Set kostet statt € 165.- (einzeln) nur € 150.-. Nach Erscheinen aller Bände kostet das Set € 175.- (statt € 190.- beim Einzelkauf).

Die spirituellen Wege vermittelten zu allen Zeiten eine Anleitung, wie der Mensch sich mit seinem höheren, geistigen Aspekt verbinden kann.

Gerade die spirituellen Wege und ihre Übungen stoßen heute wieder verstärkt auf das Interesse der Menschen, weil sie die übende Person stets mit einbeziehen. Immer mehr Menschen begreifen, daß Krankheit auch eine Aufforderung ist, sich mit sich selbst zu beschäftigen und daher möchten die Patienten verstärkt auch das ihre hinzutun. Dafür eignen sich die in den Büchern enthaltenen Übungen, weil sie die spirituelle Wirklichkeit einer Person berücksichtigen. Die Menschen heute möchten wieder in eine harmonische, kosmische Lebensordnung hineinkommen.

Band 1: Grundlagen und Hintergründe der spirituellen Heilkunst - *Band 2:* Die Atemkunst – Schlüssel zum Lebensrhythmus - *Band 3:* Drüsen und Cakras – Zentren der Schöpferkraft und Transformation - *Band 4:* Töne, Klänge, Vokale - Vom Wesen der inneren Lebensordnungen - *Band 5:* Die drei menschlichen Grundtypen - Erkenne und Heile dich selbst

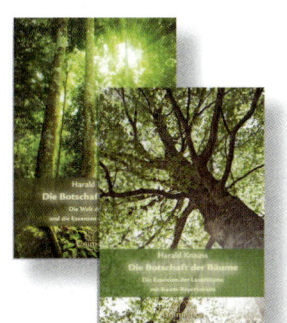

Harald Knauss

Die Botschaft der Bäume - Set Band 1 und 2

Band 1: Die Welt der Bäume und die Essenzen der Nadelbäume; 236 Seiten, geb., € 39.-
Band 2: Die Essenzen der Laubbäume mit Baum-Repertorium; 232 Seiten, geb., € 39.-

Das Set kostet € 74.-

Der Autor spürt der tiefen Bedeutung der Bäume in unserer alten Kultur nach und erschließt den Lesern so einen neuen, lebendigen, spirituellen Zugang zu ihnen. Einzelne wichtige Baumarten der mitteleuropäischen Landschaft werden detailliert in ihrer persönlichen Schwingung beschrieben, die Wirkung ihrer Baumessenzen vorgestellt. Ein umfassendes Buch über die Energie der Bäume, ihre Botschaft an uns heute Lebenden für die Zukunft von morgen.

„Es klingt wie der Name eines weisen, alten Häuptlings –Großer Baum! – aber so spreche ich sie an, die mächtigen Bäume in meinem Garten, wenn ich, wie die heiligen Männer fernen Indiens die rechte Hand zum Gruß erhebend, an ihnen vorüberschreite. Und es deucht' mir, daß sie mich wiedergrüßen, wenn ihre beblätterten Äste wie Hände sich im Winde mir entgegenrecken. Sie sind die Großen – ich, der Mensch, bin der „Kleine" – denn weder an Alter noch Weisheit komme ich ihnen gleich." Harald Knauss

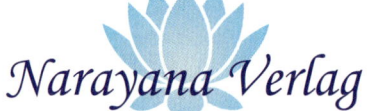

Narayana Verlag

Blumenplatz 2, D-79400 Kandern
Tel: +49 7626-974970-0, Fax: +49 7626-974970-9
info@narayana-verlag.de

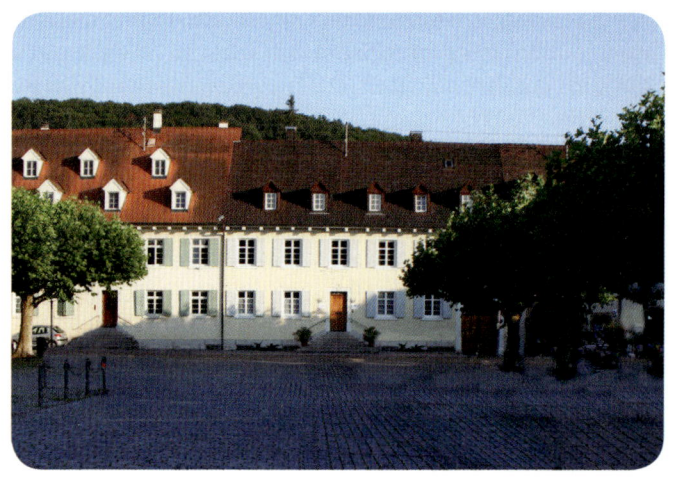

In unserer Online Buchhandlung
www.narayana-verlag.de
führen wir alle deutschen und englischen Homöopathie-Bücher.
Es gibt zu jedem Titel aussagekräftige Leseproben.

Auf der Webseite gibt es ständig Neuigkeiten zu aktuellen Themen,
Studien und Seminaren mit weltweit führenden Homöopathen, sowie
einen Erfahrungsaustausch bei Krankheiten und Epidemien.